"十二五"国家重点图书出版规划项目

中医优势治疗技术丛书

◆ 总主编 周 然 张俊龙

头 针

编著 焦黎明

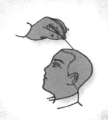

科学出版社

北 京

内 容 简 介

　　头针是在头部特定的刺激区运用针刺治疗疾病的一种方法，是中医独具特色的优势技术，疗效独特、简便易行、经济实用。本书重点突出，主要介绍了头针技术的基本知识、操作方法及具体运用。

　　本书图文并茂，深入浅出，适用于广大临床医生、基层针灸医生、针灸爱好者及家庭自疗者阅读参考。

图书在版编目（CIP）数据

头针 / 焦黎明编著 . —北京：科学出版社，2014.6
（中医优势治疗技术丛书 / 周　然，张俊龙总主编）
ISBN 978-7-03-041192-1

Ⅰ.①头…　Ⅱ.①焦…　Ⅲ.①头针疗法　Ⅳ.①R245.32

中国版本图书馆 CIP 数据核字（2014）第 128319 号

责任编辑：刘　亚　曹丽英 / 责任校对：郑金红
责任印制：赵　博 / 封面设计：王　浩
绘图：北京眺艺企业形象策划工作室

科学出版社 出版
北京东黄城根北街 16 号
邮政编码：100717
http://www.sciencep.com

天津市新科印刷有限公司印刷
科学出版社发行　各地新华书店经销

*

2014 年 6 月第 一 版　开本：B5（720×1000）
2025 年 2 月第九次印刷　印张：8
字数：148 000

定价：29.80 元
（如有印装质量问题，我社负责调换）

总　前　言

中医学历经几千年的发展，形成了独特的理论体系和完善的治疗技术体系。其治疗技术体系大体分为两类，一为遣方用药。它被作为中医治疗疾病的主体方法。时至今日，我们中医临床工作者诊疗疾病多处方开药，人民群众也多选择服用汤丸膏散等内服药物祛病疗疾。概因理法方药为中医辨证论治体系的高度概括。二为中医优势技术。翻开一部中医学的发展简史，我们不难看到，人们在经历了长期的无数次实践以后，早在新石器时代，就已经会运用针法、灸法、按摩术、止血法这些原始的、朴素的、简单的医疗技术。从砭石到九针，从针刺到药物贴敷，从神农尝百草到丸散膏丹汤饮酒露的制剂技术，从推拿正骨手法到小夹板的应用，这些都是时代的创造、医家的发明，都是当时社会发展条件下的医学领域的领先技术。经过历代医家的不懈努力和探索，这些技术内容丰富、范围广泛、历史悠久，体现了其临床疗效确切、预防保健作用独特、治疗方式灵活、费用比较低廉的特点，传承着中医学的精髓和特色。

这些优势技术或散见于民间，或零散于古籍记录，或濒临失传，面临着传承和弘扬的两大难题。2009 年，国务院出台的《关于扶持和促进中医药事业发展的若干意见》中就强调指出："老中医药专家很多学术思想和经验得不到传承，一些特色诊疗技术、方法濒临失传，中医药理论和技术方法创新不足。"也有专家痛心疾首地指出，"近年来，中医药特色优势淡化，手法复位、小夹板等'简、便、验、廉'的诊疗手段逐渐消失或失传。"由此可见，传承、发展并不断创新中医技术迫在眉睫、刻不容缓。

近年来的医改实践证明，中医药在满足群众医疗保健需求、减缓医药费用上涨、减轻患者和医保负担等方面发挥了很好的作用，缓解了群众看病就医问题，放大了医改的惠民效果。人民群众对中医药感情深厚、高度信赖，中医药作为一种文化已经深深地渗入中国百姓的日常生活当中。中医的一些技术特别是非药物方法，普通百姓易于接受、也易于掌握使用，可获得性强，适用于广大人民群众的养生保健和疾病治疗，很多人自觉不自觉地运用中医药的理念和优势技术进行养身健体、防治疾病。

传承和发展中医药技术是每一名中医药人的使命担当。正如国医大师邓铁涛教授所说："中医之振兴，有赖于新技术革命；中医之飞跃发展，又将推动世界新技术革命"。我们山西中医学院将学科发展的主攻方向紧紧锁定中医药技术创新，不断深化学科内涵建设，凝练学科研究方向，组建优势技术创新研发团队，致力于中医药技术的研究、开发、规范制定和应用推广，以期推动中医药技术的创新和革命，为人民群众提供更多的中医药技术储备和技术应用。

因此，我们组织既有丰富临床经验，又有较高理论素养的专家学者，编写了这套《中医优势治疗技术丛书》。丛书以中医优势治疗技术为主线，依据西医或中医的疾病分类方法，选取临床上常见病、多发病为研究对象，突出每一种优势技术在针对这些常见病、多发病治疗时的操作规程，旨在突出每一项技术在临床实践中的知识性、实用性和科学性。

这套丛书既是国家"十二五"科技支撑计划分课题"基层卫生适宜技术标准体系和评估体系的构建及信息平台建设研究和示范应用"、国家中医药管理局重点学科"中医治疗技术工程学"和山西省特色重点学科"中医学优势治疗技术创新研究"的阶段性研究成果，也是我们深入挖掘、整理中医药技术的初步探索，希望能够指导基层医疗卫生机构和技术人员临床操作，方便中医药技术爱好者和家庭自疗者参考使用。

2014 年 3 月

目　录

上　篇　头针技术概论

下　篇　头针技术的临床应用

头针技术概论

1 头针技术的学术源流

"头针"是在继承针灸学理论及针刺治病经验的基础上，结合现代医学神经生理、解剖等知识，通过多年反复研究及临床验证后总结出来的。

1.1 针灸学理论

针刺治病理论起源很早，到春秋战国时期，已有较完整的理论体系，《黄帝内经》即是佐证。在《黄帝内经》中，关于针刺治病的内容描述得很多，其中最重要的内容是发现人体的经络系统和发明针刺经络上的腧穴来治疗全身多种病证的方法。

经络系统是人体重要的系统。它能决生死、处百病、调虚实，不可不通。它是内属于腑脏，外络于肢节，会于髓（脊骨空里髓），通向脑，布满全身的巨大的网络性系统。

根据经典医著中对经络描述的有关内容，通过整理分析，深刻理解整体含意，可将其划分为中枢部分和周围部分。

中枢部分包括脊骨空里的髓和脑。脊骨空里的髓，又称"督脉"、"经络之海"和"枢"。脑为髓之海，即脑为脊骨空里髓之海。脊骨空里髓也称"枢"，脑为髓之海，即脑是脊骨空里"枢"之海。所以脑应该是经络的"枢"的高级部位。由上述资料可知，督脉和脑应属经络的中枢部分。

其次是内属于腑脏，外络于肢节，布满全身的周围部分。经络周围部分中又分躯肢部分及内脏部分。躯肢部分，主要指与脑和脊骨空里髓相连的，布满全身、支配躯肢的经和络。内脏部分，主要指支配脏腑的冲脉、任脉等。冲脉、任脉上循脊里为经络之海，其浮而外者，循腹上行，会于咽喉。冲脉为十二经之海，亦为五脏六腑之海。

上述描述，大体概括了经络。

除此之外，经典医著中对经气运行还有多处论述。《灵枢·卫气》云："请言气街，胸气有街，腹气有街，头气有街，胫气有街。故气在头者，止之于脑。气在胸者，止之膺与背腧。气在腹者，止之背腧，与冲脉于脐左右之动脉者。气在胫者，止之于气街，与承山、踝上以下。"《灵枢·动输》云："四街者，气之径路也。"从上述描记可知，古人已发现头、胸、腹、胫的经气分别有其运行的径路。并论述"气在头者，止之于脑"，说明头和脑之间的特殊联系。既然头部有经气运行的径路，头和脑有特殊联系，那么针刺头部对脑部病症就应有较好的疗效。这个论述，给在头部针刺治疗脑部病症提供了理论依据。

1.2　针刺治病经验

经文中除较详细论述了人体的经络系统外，对古人发明的针刺经络躯肢部分来治疗全身多种病症的方法也进行了详细的论述。

在针刺经络治疗全身多种病症经验中，有些经验即是针刺头部治疗脑病的经验，《灵枢·海论》中"脑为髓之海，其输上在于其盖，下在风府。"即是佐证之一。

另外，从募穴治疗脏腑病症有特殊作用得到启示。

募穴是脏腑经气聚集的地方。它对脏腑疾病有特殊的治疗作用，故称其为"特定穴"。

十二脏腑在胸腹部各有一个募穴。经研究发现，十二个募穴，大多数并非分布在本经体表线，即大多数并非本经的腧穴，但它们恰是治疗本经所属脏腑病症的要穴，其重要原因是这些募穴都分布在脏腑相对应的体表部位或邻近。

胃的募穴是中脘穴（脐上 4 寸），非胃经之穴，而属任脉，但是中脘穴直下即是胃。

大肠的募穴是天枢穴（脐旁 2 寸），非大肠经穴位，而属胃经，但它约位于大肠相对应的体表部位。

心包的募穴是膻中（两乳头间），非心包经之穴，而属任脉，但它位于心包的相对应体表部位。

脾之募穴是章门（11 肋尖下），非脾经之穴，而属肝经，但它位于脾的相对应体表部位。

肾的募穴是京门（12 肋尖下），非肾经之穴，而属胆经，但它位于肾的相对应体表部位。

小肠的募穴是关元（脐下 3 寸），非小肠经之穴，而属任脉，但它位于小肠的相对应体表部位。

膀胱之募穴是中极（脐下 4 寸），非膀胱经之穴，而属任脉，但它位于膀胱的相对应体表部位。

心之募穴是巨阙（脐上 6 寸），非心经之穴，而属任脉，但它位于靠近心脏的体表部位。

三焦的募穴是石门（脐下 2 寸），非三焦经之穴，而属任脉。虽然它位于下焦，不与三焦完全对应，但从它的治疗作用来看，是治疗其直下的生殖、泌尿器官疾病的有效穴。

另外的三个募穴：肺之募中府、肝之募期门、胆之募日月，虽然都属本经的腧穴，但是由于它们都位于肺、肝、胆相对应体表部位，所以它们在对肺、肝、胆疾病的治疗作用上，要比本经的其他穴位（原穴除外）疗效好。

既然募穴治病疗效好的主要原因是募穴分布在脏腑相对应体表部位，那么脑源性疾病，在与脑相对应的头皮部位针刺，也会有较好疗效。上述针刺治病的取穴经验，给脑部疾病在相对应的头皮部位针刺治疗提供了理论支持。

在头针发明后不久，研究穴位主治功能时发现：头部穴位对脑病症均有效，胸前背后的穴位对胸、背后和胸腔脏器有较好的疗效。上肢的穴位对上肢、头、面及胸腔脏器有治疗效果。腹、腰、骶穴位对腹、腰、骶病症有治疗作用。下肢穴位对下肢及腹、腰、骶病症有治疗作用。这一发现进一步证明了在头部针刺治疗脑源性疾病，是针刺治病取穴规律的重要组成部分。

1.3　结合大脑皮质功能定位的理论在头部设刺激区

脑是人的司令部，指挥着全身各系统，自然也包括神经系统。

在春秋战国时期，对脑的认识已很深刻。《灵枢·海论》说："脑为髓之海"；《灵枢·邪气脏腑病形》说："十二经脉，三百六十五络，其血气皆上于面而走空窍。"这证明古人已清楚认识到，脑是脏腑经络之气血会聚之部位。

关于大脑皮质功能定位，在春秋战国时期，中国人已开始研究。《灵枢·经筋》"伤左角，右足不用"之描述，即证明古人已观察到左侧额顶部受伤，会出现右足不用的症状。左侧额顶部受伤，当然不仅是头皮受伤。若仅头皮受伤，不会引起右足不用。只有伴脑部损伤时，才会引起右足不用。上述资料说明，古人已经发现，肢体的运动是受对侧大脑支配。支配部位损伤后，受支配的对侧肢体即出现瘫痪。

近代西方医学迅速崛起，其中对大脑的研究更是硕果累累，大脑皮质功能定位的研究就是其中之一。大脑皮质在不同部位有不同的功能，如中央前回支配对侧肢体随意运动，中央后回分析对侧肢体的感觉。语言、听觉、视觉在皮质都有受支配的部位。

古人发现在头部针刺，对脑部病症有治疗效果。西方医学对大脑皮质功能定位的研究结果，肯定脑的某个部位有某种特殊功能。因此就产生了结合大脑皮质功能定位的理论，在头部设刺激区的治疗方法。

2 头针技术的基本原理

中国在两千五百年以前即发现了人体的神经系统。在春秋战国时期的《黄帝内经》中描述的经络（经脉）系统，是人体重要的系统。它能决生死、处百病、调虚实。它是内属于腑脏，外络于肢节，会于髓（脊骨空里髓），通向脑的巨大的网络性系统。

头针是在学习祖国医学针刺术的基础上，结合现代医学神经生理、解剖的知识，经过医疗实践加以总结的。刺激区大部分是根据大脑皮质功能定位的头皮对应区来确定的，其适应证亦多是神经系统疾病。为了便于学习掌握，首先需要了解一些和头针有关的神经系统基本知识。

2.1 神经系统解剖知识

人的神经系统被假定地分为两大部分：即躯体神经和自主神经。躯体神经又分为中枢部分（脑、脊髓）和周围部分（12 对脑神经、31 对脊神经）。自主神经则分为交感神经和副交感神经两部分。

头针和中枢神经的关系尤其密切。因此，下边重点介绍中枢神经系统和与其有关的头皮、颅骨、脑膜等。

2.1.1 头皮

覆盖在颅盖表面的软组织主要是头皮，其次是四周扁平的颅盖肌。头皮可分五层：皮层、皮层下、帽状腱膜层、蜂窝组织层和骨膜。

头皮、皮下层和帽状腱膜层紧密相连，针刺在该三层之间不仅疼痛明显，而且阻力大，不易进针，所以一般应将针刺在帽状腱膜层下的蜂窝组织层。

头皮血管丰富，并且互相吻合，特别在头皮下层，血管壁与纤维组织粘连甚紧，损伤后不易收缩，因此头针较体针易出血。

2.1.2 颅骨

人类的头颅是一个密封的骨匣，外表近似于圆形。因此人的头形主要依靠头颅骨的形状支撑。

颅腔由额骨、顶骨、颞骨、枕骨、蝶骨、筛骨组成。临床上将颅骨分成颅顶及颅底。在枕外粗隆和眶上缘连线，以上为颅顶，以下为颅底。

儿童颅盖骨之间的间隙较大，骨缝尚未闭合，各骨间的间隙由结缔组织膜所充填，称之为囟，最大的囟门在矢状缝的前端，呈菱形为额囟（前囟），常在孩子生后1~2岁才闭合。因此，小儿在此处针刺时应特别注意。

2.1.3 脑膜

脑的表面有三层被膜（图1），由外到内依次是硬脑膜、蛛网膜、软脑膜。

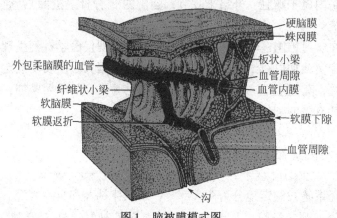

图1　脑被膜模式图

（1）硬脑膜

硬脑膜是由两层厚而坚韧且有光泽、弹性较小、色微白的致密的结缔组织构成，外层起骨膜作用，紧贴于颅骨，内层较厚为真正的脑膜层。两层间有丰富的血管和神经。在颅内及脑沟内构成特殊的皱襞及硬膜窦，构成脑的间隔。硬脑膜的神经末梢对牵张很敏感，对硬脑膜的任何牵拉都会有疼痛。

（2）蛛网膜

蛛网膜位于硬脑膜与软脑膜之间，薄而透明，由外层的细胞膜性结构和内层的结缔组织组成，缺乏血管及神经。蛛网膜与硬脑膜之间有硬膜下隙，与软脑膜之间为蛛网膜下隙，内有蛛网膜小梁使脑组织相对固定，并容纳脑脊液，向下与脊髓的蛛网膜下隙相通。

（3）软脑膜

软脑膜薄而透明，富含神经和血管，紧贴于脑的表面，并伸入到脑的沟裂中。软脑膜对于保持脑的形状和位置起着重要的作用。

2.1.4 脑

现代医学证明，脑是人的"司令部"，控制着整个人体的生长、发育与衰老，协调着每个器官的功能，指挥着人体各种自主或不自主运动。脑是很复杂的，下面仅将近代对脑研究的主要成果和与头针关系较密切的内容进行描述。

（1）大脑皮质

大脑由左右两个半球组成。大脑皮质是覆盖于大脑半球表面的灰质层，厚2~3mm。大脑半球表面凹凸不平，凸出的叫脑回，凹下去的叫脑沟，大而深的沟叫裂（图2）。

每侧大脑半球借中央沟、大脑外侧裂和其延长线、顶枕裂和枕前切迹的连线分为额叶、顶叶、颞叶、枕叶。外侧裂以上及中央沟以前为额叶；中央沟与"假设线"之间为顶叶；大脑外侧裂以下及"假设线"以前为颞叶；"假设线"以后为枕叶。此外，在外侧裂深部隐藏一岛叶，内侧面有一边缘叶。两侧大脑半球的功能各有侧重，左半球因其在言语、逻辑思维、分析综合和计算方面占优势，故称之为优势半球。右半球为高级认知中枢。

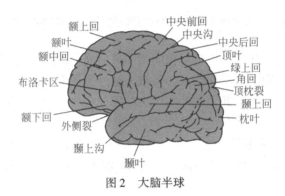

图2　大脑半球

1）额叶：位于颅前窝下面，是最大的一个脑叶，约占半球表面的1/3。其背外侧面可见到与中央沟平行的中央前沟，两沟间为中央前回。中央前回前方有与此回垂直的额上沟和额下沟，把额叶余部分为额上回、额中回和额下回。

a. 中央前回：为运动中枢所在处，是和人体随意运动有关的皮质区。该回为锥体束的主要发源地，控制对侧半身的骨骼肌运动。中央前回支配身体各部骨骼肌的功能定位，似一肢体倒置在中央前回上的投影，其上部（包括旁中央小叶前部）支配下肢肌、肛门括约肌和膀胱括约肌的运动；中部支配上肢肌运动；下部支配面、喉、舌肌运动（图3）。中央前回受到损害，将引起对侧相应支配部位肌肉的瘫痪（单瘫或偏瘫）。

b. 额下回后部：此处为语言运动中枢（旧称 Broca 氏回），与中央前回下部相邻。此区损害后，虽然可有音调发出，但不能组成语言。临床上称为运动性失语。非优势半球损害后比优势半球损害后出现的失语不仅程度轻，而且恢复快。

2）顶叶：位于额叶之后，枕叶之前。表面被两个彼此相垂直的中央后沟及

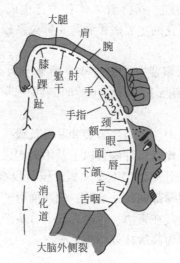

图 3　左大脑半球经中央前回额状切面（示运动分析器）

顶间沟分为三区。中央沟和中央后沟间为中央后回。顶间沟上为顶上回，以下为顶下回。顶下回又有两个脑回组成，环绕大脑外侧裂末端的为缘上回，包绕颞上沟后端的为角回。此外，额顶两叶的中央前回和中央后回向大脑内侧面延续，构成旁中央小叶。

　　a. 中央后回：为感觉中枢，其上部管理下肢感觉，中部管理上肢感觉，下部管理头面部感觉。当中央后回破坏时，其相应区域可以发生深、浅感觉迟钝或消失。

　　b. 顶上回：为形体感觉所在处。顶上回病损后，已失去了正常感知的能力，虽然用习惯位置触摸物体，但分不清物体的质地、形状及重量等，称为皮质性感觉障碍。

　　c. 角回：此处为视觉语言中枢。为理解看到的文字和符号的皮质中枢，病损后，患者不能再理解文字的意义（即失读症）。此外，此处还可发生计算力障碍（计算困难）和命名性失语（健忘性失语）。

　　d. 缘上回：为运用中枢。当缘上回病损后，正常的感知能力破坏了，就出现了运用不能即失用症。

　　e. 旁中央小叶：其前半为运动区，后半为感觉区（图 4）。运动区主要支配对侧小腿及脚的运动。感觉区主要感受对侧小腿及足的感觉。此外，旁中央小叶还存在有管理肛门和膀胱括约肌运动的皮质中枢。两侧旁中央小叶病损后，除双下肢远端出现运动和感觉障碍外，还可以出现尿频、尿失禁、排尿困难等。

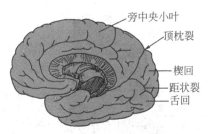

图4　大脑半球内侧面（右半球）

3）颞叶：位于颅中窝及小脑幕上，背外侧面借颞上沟、颞中沟和颞下沟分为颞上、中、下回。此外在大脑外侧裂内还隐有三角形的颞横回。

a. 颞横回、颞上回中部：为听觉中枢。每侧听觉中枢都接受两耳的听觉纤维，所以一侧病损后，并不引起听觉障碍。

b. 颞上回后部：此处为感觉性语言中枢。该处病损后，虽然可以听到声音，但不能理解语言的意义，称为感觉性失语。

4）枕叶：位于小脑幕上大脑半球后端。内侧面可见到在胼胝体压部后下方由前水平走向枕极去的距状裂。距状裂与顶枕裂之间为楔叶，在侧副裂后部之间为舌回。此处病损后，可出现视力障碍。

（2）基底核

基底核是埋于大脑半球深面的一群灰质团块，包括纹状体（包括尾状核和豆状核）、屏状核及杏仁核等。

1）纹状体：包括尾状核及豆状核，二者合成纹状体。豆状核分为壳核和苍白球。尾状核和壳核在神经系统发生上是较新部分，称为新纹状体。苍白球为纹状体较古老的部分，称为旧纹状体。

$$纹状体\begin{cases}尾状核\\豆状核\begin{cases}壳核\\苍白球——旧纹状体\end{cases}\end{cases}新纹状体$$

纹状体为锥体外系的重要结构之一，维持肌张力和肌肉活动的协调。新旧纹状体损伤后的症状是不相同的。尾状核和壳核病损后，产生肌张力减低——运动过多综合征，患者表现肌张力降低，运动过多过快，主观不能控制（如舞蹈病）。苍白球病损后，产生肌张力增高——运动减少综合征。此种患者表现肌张力齿轮样（或铅管样）增高，运动延缓及减少，安静性震颤（帕金森病）。

2）屏状核：位于豆状核和岛叶皮质之间，功能尚不清楚。

（3）内囊

内囊位于豆状核、尾状核和背侧丘脑之间，是一扁窄的白质层（图5）。

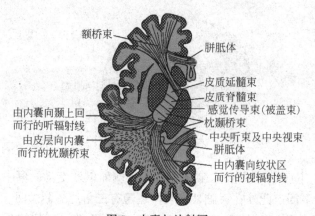

额桥束
胼胝体
皮质延髓束
皮质脊髓束
感觉传导束(被盖束)
由内囊向颞上回
而行的听辐射线
枕颞桥束
由皮层向内囊
而行的枕颞桥束
中央听束及中央视束
胼胝体
由内囊向纹状区
而行的视辐射线

图5 内囊与放射冠

在半球的水平断面上，内囊形如">"和"<"，可分为豆状核和尾状核之间的前肢（或称前肢），背侧丘脑和豆状核之间的后肢（或称后肢），以及前、后肢相遇处的膝部。

内囊的前肢有额叶脑桥束，膝部有皮质脑干束，后肢有皮质脊髓束、丘脑皮质束、视放射、听放射等。脑出血时，可侵犯上下行的传导束，引起对侧偏瘫、偏身感觉障碍和同向性偏盲，即所谓"三偏"症状。

（4）间脑

间脑包括背侧丘脑、后丘脑、上丘脑、下丘脑和底丘脑五部。两侧丘脑和丘脑下部相互结合，中间夹一矢状腔隙称第三脑室。第三脑室向下通大脑导水管，向两侧经左右室间孔与大脑半球侧脑室相通。

1）背侧丘脑：背侧丘脑也叫丘脑，是个近似水平位的卵圆形灰质团块，前端尖圆称丘脑前结节，后端钝圆叫丘脑枕。在丘脑枕的下方及外下方可见两个隆起，即内、外侧膝状体。

一般认为各种感觉冲动传至背侧丘脑，在背侧丘脑已有一定的粗糙的分析综合，其是感觉传导的皮质下中枢和中继站。背侧丘脑病损后，可产生背侧丘脑综合征，主要表现为感觉功能的明显紊乱，常为对侧肢体感觉障碍，对侧肢体自发性疼痛发作和感觉过敏。

2）下丘脑（又称丘脑下部）：下丘脑以丘脑下沟与背侧丘脑分界。此部包括视交叉、灰结节和垂体。此部区域虽小（4g左右），但功能却很复杂。此部被认为和水分代谢、体温调节、糖代谢、脂肪代谢、睡眠和觉醒等功能有密切关系。如受损，可出现尿崩症、睡眠和体温调节障碍等。

（5）小脑

小脑位于颅后窝内，与大脑半球枕叶之间隔以水平位的小脑幕。其由蚓部和两侧小脑半球构成。小脑为锥体外系的重要结构之一，主要功能是维持身体平衡，维持肌张力和调节肌肉协调运动。小脑蚓部病损后，主要表现为躯干和下肢远端平衡失调。小脑半球损害后，主要表现为同侧肢体肌张力减低，腱反射减低及共济失调等。

（6）脑干

临床上脑干包括延髓、脑桥和中脑三部分。其基本解剖生理特点包括以下几方面。

1）在脑干里有许多上行、下行传导束和有关核团。因此，脑干是连接脊髓和高级脑部的唯一"干线"，它的功能与上、下行传导束的功能有关。

2）脑干与第3至第12对脑神经相联系。因此，在脑干内有许多与脑神经有关的核团和传导束。脑干的功能也与这些脑神经的功能有关。

3）脑干内有广泛的网状结构，其中，有许多维持机体生命活动的重要中枢，并与意识状态有关。

脑干内共有10对脑神经核：中脑有动眼神经核、滑车神经核，其神经纤维均通过中脑发出。脑桥有三叉神经核、外展神经核、面神经核、听神经核，其神经纤维均通过脑桥及脑桥和延髓之间出脑干。延髓有舌咽神经核、迷走神经核、副神经核、舌下神经核，其神经纤维均通过延髓出脑。

脑干内部有很多传导通路通过，其中在脑干的腹侧有锥体束从中脑→脑桥→延髓，在其下端大部分纤维交叉到对侧（锥体交叉），支配对侧肢体运动。

因此，一侧脑干病损后，可出现典型的脑神经和肢体交叉性损害的特征。

2.1.5 脑室和脑脊液

脑室系统包括侧脑室（第一、第二脑室）、第三脑室、中（大）脑导水管、第四脑室及它们间的连接孔道。脑室中充满脑脊液。

脑脊液的来源一般认为主要产生于脑室系统的脉络丛（侧脑室为主）。此外，颅内血管周围间隙、脑室系统和脊髓中央管室管膜上皮细胞也在一定程度上参与脑脊液的形成过程。

目前认为脑脊液的主要功能是保护脑和脊髓、防止和减轻外来的震动。它能运送营养物质至中枢神经系统，并能移去其代谢产物。

2.1.6 脑部血液循环

脑与其他器官一样，有动脉和静脉系统。这里重点介绍动脉系统。脑的动脉来源于颈内动脉系及椎-基底动脉系。以顶枕裂为界，大脑半球的前2/3和部分间脑由颈内动脉供应，大脑半球后1/3及部分间脑、脑干和小脑由椎-基底动脉供应。

（1）颈内动脉系统

颈内动脉：颈内动脉分颅内和颅外两大部分。

颈总动脉约在第四颈椎水平分成颈内动脉和颈外动脉。颈内动脉颅外部分，从颈总动脉分为颈内、外动脉处起，向上至颅底。在起始部梭形膨大为颈动脉窦，此处为颈内动脉血栓形成的好发部位。

颈内动脉颅内部分按其行程可分为颈部、岩部、海绵窦部和前床突上部。其中海绵窦部和前床突上部合称为虹吸部，呈"U"或"V"形弯曲，是动脉硬化的好发部位。颈内动脉颅内部分共有5个重要分支。其中有眼动脉，分出后支配同侧眼部，因此，颈内动脉闭塞后，典型的临床症状是同侧视力和对侧肢体运动交叉性损害综合征。

重要分支中还有大脑前动脉和大脑中动脉，因这些动脉供应脑的若干重要结构，临床上有着重要意义，因此再分别叙述。

1）大脑前动脉：大脑前动脉分皮质支和中央支（或称浅支），其分布有些可有变异，但多数病例有5个分支，包括眶动脉、额极动脉、胼缘动脉、胼周动脉和楔前动脉（图6）。

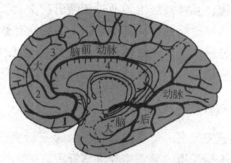

图6 大脑半球内侧面的动脉分布
1. 眶动脉；2. 额极动脉；3. 胼缘动脉；4. 胼周动脉

大脑前动脉病变时所产生症状：大脑前动脉干发生阻塞，临床多不产生症状。在前交通动脉后和回返动脉根部之间发生阻塞时，可出现对侧中枢性面瘫、舌下神经麻痹及肢体痉挛性偏瘫，有时可出现排尿困难。偏瘫特点为下肢比上肢严重，伴有下肢远端感觉障碍。胼周动脉发生阻塞时仅产生对侧下肢远端的瘫痪及感觉障碍。

2）大脑中动脉：大脑中动脉为颈内动脉的另一分支，可看作是颈内动脉的直接延续，管径约为4mm，是供应大脑半球血液最多的动脉（图7）。

其分支分为皮质支和中央支。皮质支包括眶额动脉、中央沟前动脉、中央沟

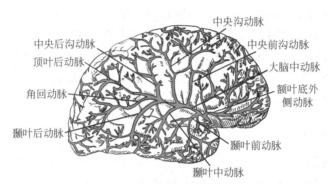

图 7　左侧大脑半球皮质的动脉分布

动脉、顶前动脉、顶后动脉、角回动脉、颞后动脉、颞前动脉及颞极动脉。

中央支（又称豆纹动脉）行程呈"S"形弯曲，因血流动力学关系，在高血压动脉硬化时容易破裂而导致脑出血，出现严重的功能障碍。皮质支可分为内、外侧穿动脉。中央支主要供应尾状核体、豆状核以及内囊上 3/5。其中有 1~2 支稍为粗大些，在高血压动脉硬化的基础上极易破裂，故有人称作"大脑出血动脉"。

大脑中动脉病变时产生的症状包括以下几个方面。

a. 大脑中动脉起始段发生阻塞，可使大脑中动脉皮质支和中央支供应的部位均损害。临床主要表现为对侧偏瘫、感觉障碍及偏盲，有时可出现失语症。其中对侧中枢性偏瘫的特点是上、下肢瘫痪为同等程度。

b. 大脑中动脉的中央支发生阻塞，可引起上、下肢同等程度的偏瘫，一般无感觉障碍及同侧偏盲。

c. 大脑中动脉在发出中央支之后，分叉之前发生阻塞，主要是皮质支供应区发生损害。对侧中枢性偏瘫的特征为头、面、上肢的瘫痪完全，而下肢的瘫痪较轻。

d. 额眶动脉阻塞：可出现运动性失语。

e. 中央沟前动脉阻塞：可出现对侧面瘫、上肢瘫痪及运动性失语。

f. 中央沟动脉阻塞：可出现对侧上肢单瘫或不完全偏瘫（以上肢为重），伴有肌肉萎缩和轻度感觉障碍。

g. 顶前动脉阻塞：可出现对侧肢体感觉障碍及轻度偏瘫。

h. 顶后动脉（缘上回动脉）阻塞：可出现运用不能，即失用症。

i. 角回动脉阻塞：可出现失读症、计算困难、命名性失语。

j. 颞后动脉阻塞：可出现感觉性失语。

（2）椎-基底动脉系统

椎动脉为锁骨下动脉第一分支，穿第 6 至第 1 颈椎横突孔，经枕骨大孔入颅后，左、右椎动脉渐向中线靠近，在脑桥与延髓交界处合成一条基底动脉。基底动脉行于脑桥基底沟内，其前方为颅底斜坡，两者间有 2～3mm 间隙，至脑桥上缘分为左、右大脑后动脉两大终支。此系同样是脑血液供应的一个重要系统。它所供应的范围主要是小脑幕下结构的脑干和小脑，幕上结构的一部分，包括颞叶下面、枕叶内侧面。

2.1.7　脊髓

(1) 中医理论

脊髓是中国医药学家在 2500 年前发现的，当时多数称"脊骨空里的髓"。现根据经典医著之原意进行论述。

髓空

《素问·骨空论》曰："髓空在脑后三分，在颅际锐骨之下，一在脊骨上空在风府上。"从经文中可知，颅际锐骨之下，风府上的脊骨上空即是髓空。髓空中当然是髓了。

脊骨空里的"髓"

《灵枢·海论》曰："脑为髓之海。"《素问·刺禁论》曰："刺脊间中髓为伛。"经文中"脑为髓之海"，即是脑为脊骨空内"髓"之海。因入脑的"髓空"在颅际锐骨之下，与脊骨上空相邻，脑又和脊骨空内的"髓"，在脊骨上空处相连，所以，脑为髓之海，即指脊骨空内"髓"而言。经文中"刺脊间中髓为伛"，即是在脊骨间针刺，由于针刺过深，误刺伤脊骨空内的"髓"，使下肢出现痉挛性瘫痪的屈曲状态。此段经文说明，脊骨空内是"髓"，其上端与脑相连。脊骨空内的"髓"，误被针刺中后，可出现下肢或四肢截瘫。

脊骨空内的"髓"与督脉

《难经》中描述的督脉，实际是指脊骨空内的"髓"而言。

《难经·第二十八难》曰："然，督脉者，起于下极之俞，并于脊里，上至风府，入属于脑。"经文中下极之俞，是指长强穴，即脊骨下空处；并于脊里，是就在脊里之意；上至风府，即是在脊骨空内往上至风府（脊骨上空）；入属于脑，即是在脊骨上空处，入颅际锐骨之下的"髓空"，与脑相连。从经文的原意可知，督脉即是从脊骨下空处起，就在脊骨空内往上至脊骨上空（风府），入颅际锐骨之下的髓空与脑相连。所以说《难经》中描述的督脉，系指脊骨空内的"髓"而言。

脊骨空内的"髓"与"枢"

《甲乙经·卷三》云："悬枢在十二椎下间……"经文中的"悬枢"是个穴位的名称。悬枢即是悬吊的枢。在十三椎下间即是第十三椎下的间隙。根据经文原意，脊骨空内的"髓"也称"枢"，"枢"即是"枢纽"及"中枢"。也就是说，脊骨空里的"枢"被悬吊在第十三椎下间。

脊骨空内"髓"的病候

《素问·刺禁论》曰："刺脊间中髓为伛。"《难经·第二十九难》曰："督之为病，脊强而厥。"这都是有关脊骨空内"髓"病损的论述。刺脊间中髓为伛，即是在脊间刺中脊骨空内"髓"后，使下肢出现的痉挛性瘫痪。《难经·第二十八难》中描述的督脉，指脊骨空内的"髓"，第二十九难中描述督之为病，也应指脊骨空内"髓"之病。脊强而厥，即是指脊骨空内"髓"之病，使脊骨出现强直伴昏厥。

脊骨空内"髓"病候的治疗

《素问·骨空论》曰："督脉生病治督脉，治在骨上，甚者在脐下营。"《素问·刺禁论》曰："刺脊间中髓为伛。"经文中督脉生病治督脉，治在骨上之论述，说明督脉生病要在督脉治疗，但仅能在骨上治疗，不能用针刺在脊骨空内的"髓"上进行治疗。刺脊间中髓为伛，即从另一个侧面论述了这个观点。

脊骨空内的"髓"与脊里的经络之海

《灵枢·五音于五味》曰："冲脉任脉，皆起于胞中，上循背里为经络之海。其浮而外者，循腹（右）上行，会于咽喉，别而络唇口。"《甲乙经·奇经八脉》曰："冲脉任脉，皆起于胞中，上循脊里，为经络之海。其浮而外者，循腹上行，会于咽喉。"经文中冲脉任脉皆起于胞中，即是冲脉和任脉都起于腹腔内的子宫等部位。上循脊里即是上循到脊骨里的空，为经络之海，即是在脊骨空内形成了经络之海。根据经文原意可知，上循脊里，为经络之海，是指冲脉任脉和其他经络都会集于脊骨空内的"髓"，而形成经络之海。

综上所述中国在春秋战国时期即发现了人体的脊骨、脊骨空、髓空，并肯定了脊骨空内是"髓"。清楚地知道，脊骨空的"髓"上端在脊骨上空处，入颅际锐骨之下的"髓空"，与脑相连，下端被悬吊在第十三椎下。对于脊骨空内的"髓"也称"督脉"、"枢"、"经络之海"。还发现脊骨空内的"髓"病损后，可出现脊骨强直、昏厥或截瘫。对脊骨空内"髓"（督脉）之病候，治疗时要求在其脊骨上治疗，绝不能将针刺进脊骨空内中之"髓"。

(2) 西医理论

脊髓是一个前后稍扁的圆柱形神经组织。其位于椎管内，全长 42～45cm，在枕骨大孔处和延髓相连，向下达第 1 腰椎下缘，儿童位置略低。腰椎穿刺一般选第 3～4 腰椎间隙是比较安全的，因这个部位没有脊髓仅有马尾。

脊髓有两个膨大部分。颈部膨大的简称颈膨大，局限在第 4 颈节到第 1 胸节，是臂丛神经在脊髓发出的部位。颈膨大在临床上比较有意义。如病变在颈膨大以上，四肢可出现上运动元性瘫痪；如病变恰在颈膨大处，临床上可出现双上肢下运动元损害，双下肢为上运动元损害的表现。腰部的膨大简称腰膨大，是支配下肢的神经在脊髓的发出部位。腰膨大以上损害，临床上即出现双下肢上运动元性瘫痪。

脊髓发出 31 对节段性神经，颈部有 8 个分节，胸部有 12 节，腰部 5 节，骶部 5 节，而尾部仅 1 节。

因脊柱长度增加得比脊髓快，脊髓的上端因附着于脑而被固定。因此，沿着椎管被牵向上，直到成年时，它的下端到达第 1 腰椎的下缘，同时腰骶神经根大为延长。所以，脊神经通过椎间孔穿出的位置实际比脊髓发出阶段的位置低，颈部一般差一个颈椎，胸 9 已发出第 12 胸节，腰骶神经节均从胸 10 到腰 1 发出。

内部结构：脊髓由中央的灰质和周围的白质所构成。

1）灰质：主要由神经细胞体及神经胶质细胞构成，呈柱状贯穿脊髓全长，灰质可分为向前后突出的前角、后角及两角之间的中间带。①前角：较宽，由多极运动神经细胞所构成。这些细胞可概略为两群，外侧群较大，管理四肢肌，内侧群主要管理躯干肌。②后角：含有传递各种不同冲动的中间神经元，是感觉纤维传入通路之一。③中间带：内含交感神经的小细胞，其突随前根至交感干，管理内脏活动。

2）白质：白质由神经纤维及神经胶质细胞构成。借表面的纵沟分为前索、侧索及后索。两侧前索互以白质前联合相连。①前索：皮质脊髓前束管理肌肉的随意运动。②侧索：皮质脊髓侧束管理肌肉的随意运动，脊髓丘脑束传导痛觉、温觉及轻触觉。③后索：全为上行束，包括薄束和楔束，为传导本体感觉和精细触觉的纤维。

感觉和运动传导经路：

1）感觉传导通路。

a. 浅感觉传导通路：痛温觉感受器→经脊神经→脊神经节（第一神经元）→经后根入脊髓上升 1~2 个阶段→脊髓后角细胞（第二神经元）→经脊髓前联合交叉到对侧侧柱→脊髓丘脑束→上行经脑干→（丘脑腹后外侧核）第三神经元→经内囊后肢→大脑皮质中央后回（图 8）。

b. 深感觉传导通路：肌、腱、关节位置觉感受器→经脊神经→脊神经节（第一神经元）→经后根入脊髓组成后索上行→薄束核、楔束核（第二神经元）→在延髓的部位交换神经元交叉到对侧组成内侧丘系→丘脑腹后外侧核（第三神经元）→经内囊后肢→大脑皮质中央后回。

2）运动传导通路：中央前回和旁中央小叶→皮质脊髓束→内囊→经脑干在延髓下端锥体进行交叉→沿侧柱逐段终于前角细胞（图 9）。

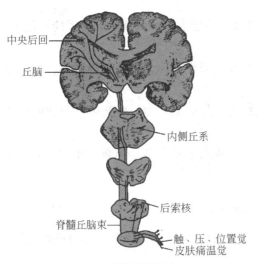

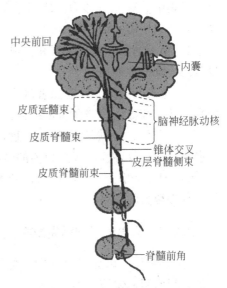

图 8　感觉传导通路　　　　　　图 9　运动传导通路

2.2　神经系统检查法

神经系统的检查，对诊断神经系统疾病起着重要作用。一般患者除完整的神经系统检查外，还应进行精神系统检查及有关的一般体格检查。

2.2.1　意识

意识是指个体对外界环境、自身状况及它们互相联系的确认。意识是脑的功能表现，是人类反映客观存在的最高形式。人有意识才能有目的地做出适应于环境的活动。意识活动包括觉醒和意识内容两方面。意识障碍是脑（尤其是大脑）的保护性抑制扩散的结果。通常把意识障碍分为以下几种。

1）以觉醒度改变为主：包括嗜睡、昏睡和昏迷。

2）以意识内容改变为主：包括意识模糊、谵妄状态和朦胧状态。

2.2.2　精神检查

精神检查主要通过视诊与患者交谈来进行。

1）一般表现：观察衣服是否整洁，对人是否有礼貌，检查是否配合。对时间、地点、人物及自我定向能力。日常生活是否自理。

2）认知活动：有无错觉、幻觉及妄想。思维逻辑和内容是否有障碍。注意力是否集中。有无自知力，能否了解自己患了什么病，病的程度如何，后果怎样，是否迫切需要治疗等。

3）情感活动：包括客观和主观两方面，注意是什么性质的感情反应，强度、稳定性、统一性如何。

4）意志与行为：注意患者的主动性和积极性如何，有无欲望增强、减退或异常，动作和言语是增多还是减少。

5）记忆力：了解近记忆力、远记忆力、强迫记忆力、理解记忆力如何，有无逆行性遗忘（对疾病发生以前的经历）。

6）智力：检查与判定患者的智力时，重点了解理解、判断、计算能力，了解发育和智力的关系。

2.2.3 失语症（包括失读症、失写症）

1）感觉性失语症（Wernicke 失语）：听力正常，听不懂别人和自己的讲话，言语流利但用词错误，难以理解。

2）运动性失语症（Broca 失语）：能理解他人言语，能够发音，但用词错误或言语不连贯，完全或不完全失去语言表达的能力。

3）混合性失语症：感觉性和运动性失语症同时存在。

4）命名性失语症：患者能讲述该物品的用途，但不能称呼该物品的名称。

5）失读症：阅读障碍。

6）失写症：书写障碍。

2.2.4 十二对脑神经检查

1）嗅神经：检查嗅觉可用香水、食醋等。注意有无一侧嗅觉异常。

2）视神经：检查视力、视野和眼底视力测验时用视力表；视野检查可用面对面视野检查法或视野计检查；眼底检查时注意视神经乳头、血管、黄斑、视网膜等有无变化。

3）动眼神经、滑车神经、外展神经：动眼神经支配上直肌、下直肌、内直肌、下斜肌、上睑提肌，损害时出现上睑下垂，眼球偏向外下方，瞳孔散大，以及眼球上、下、内方向运动障碍并出现斜视、复视等。滑车神经支配上斜肌的运动，损害时无法向外下方侧视，下楼梯常有困难。外展神经管理外直肌运动，损害时眼球不能向外转而偏向内侧，可伴复视。

4）三叉神经：主要管理面部、口腔及头顶部的感觉和咀嚼肌的运动等。刺激性症状表现为三叉神经痛，破坏性症状表现为感觉减退或消失。

5）面神经：主要管理面部肌肉的活动。损害时表现为面部表情肌肉麻痹，多为一侧性。检查时让患者做微笑、鼓颊、皱眉、蹙额、闭眼、吹口哨等动作。如果额纹消失，兔眼，一侧鼻唇沟变浅，张口偏斜，为周围性面神经麻痹。如仅有一侧鼻唇沟变浅，口角低，伴有同侧肢体瘫痪多为中枢性面瘫。

6）前庭蜗神经：包括耳蜗神经和前庭神经。耳蜗神经主要是传导听觉，检查主要看听力。听力可用钟表、耳语测定。耳聋有神经性耳聋和传导性耳聋之分，可借助韦伯试验和林纳试验鉴别（表1）。

表1　神经性耳聋与传导性耳聋的区别

	神经性耳聋	传导性耳聋
韦伯试验	偏向健侧	偏向患侧
林纳试验	气导>骨导	骨导>气导

前庭神经主要管理平衡。损害时出现平衡障碍可借助指鼻试验、变温试验检查。

前庭蜗神经损害症状主要有耳鸣、耳聋、眩晕、恶心、呕吐、眼球震颤。

7）舌咽神经：管理咽腭部运动及咽部感觉。损害时，软腭反射消失，轻度吞咽困难。腭垂偏向健侧。

8）迷走神经：除主要管理内脏活动外，还管咽部感觉及发音。损害时表现有发音困难、声嘶、吞咽困难等。

9）副神经：检查转颈、耸肩。损害时出现斜颈等。

10）舌下神经：主要管理舌的运动。检查伸舌运动、有无舌肌萎缩及纤维颤动等。周围损害表现同侧舌肌瘫痪、萎缩，偶尔可见舌肌纤维颤动。中枢性损害表现为对侧瘫痪、伸舌偏向健侧、无舌肌萎缩及纤维颤动。

2.2.5　运动系统

1）主要运动及肌力评定：检查主动运动要测定其幅度、力量和速度，两侧进行比较。另外，对较细致的动作，可用解扣子、写字等进行检查。

肌力评定记录一般分六级（适于瘫痪患者）。

0级：完全瘫痪，肌肉无收缩。

1级：可见肌肉收缩而无肢体移动。

2级：可引起关节活动，但不能对抗地心引力。

3级：能克服地心引力但不能对抗阻力。

4级：能做抵抗阻力的运动，但较正常差。

5级：正常肌力。

2）被动运动：肌张力有无增强、减弱，是否出现齿轮样或铅管样强直。

3）肌肉营养状态：有无肌肉萎缩。

4）不自主运动：有无震颤、舞蹈等不自主动作。

5）共济运动。

a. 静止性共济运动试验：昂伯（Romberg）征，患者将双足相并站立时，如有摇摆不定或倾跌时，为阳性。感觉性共济失调（脊髓痨）闭目时立即极度不稳而倾跌。小脑性共济失调时，睁眼、闭眼时均有摇摆不稳。

b. 运动性共济运动试验（表2）。

表2　小脑病变与后索病变共济试验的区别

	小脑病变	后索病变
指鼻试验	意向性震颤	粗大震颤
跟膝胫试验	动作幅度大，不准确	难以触及
直线行进试验	脚步错乱无规律	八字步行走

2.2.6　感觉系统

借助棉毛、针刺检查触觉、痛觉有无感觉减退、增强、过敏、过度及倒错等现象。头颈胸腹四肢应上下前后对照检查。并注意感觉障碍是末梢型还是神经干型，有无感觉分离及地图状感觉障碍。并检查其运动觉、位置觉、振动觉等深感觉。

2.2.7　反射系统

1）生理反射：①浅反射包括腹壁反射、提睾反射、肛门反射；②深反射包括肱二头肌反射、肱三头肌反射、桡骨膜反射、膝腱反射、跟腱反射。

2）病理反射：①上肢：霍夫曼（Hoffmann）征；②下肢：巴宾斯基（Babinski）征、夏道克（Chaddock）征、欧本海姆（Oppenheim）征、高登（Gordon）征；③头面部：吸吮反射。

2.2.8　步态

1）小脑共济失调性步态：步基增宽，左右摇晃，呈醉汉或蹒跚步态。

2）感觉性共济失调性步态：行走时两眼看地，两足分开呈八字形步态。

3）偏瘫步态：上肢屈曲，下肢伸直，行走时足在地上划半圆，足内翻，足尖下垂。

4）慌张步态：躯干前倾，上肢无联带动作，步幅小，起步停步困难，亦叫前冲步态，见于帕金森病。

5）痉挛剪式步态：两腿不打弯，行走时一前一后交叉成剪刀样，见于脊髓损害、儿童脑性瘫。

6）鸭式步态：行走时胸腹前膨，臀部左右摇摆，见于进行性肌营养不良症、进行性脊髓性肌萎缩。

7）跨阈步态：（垂足步态）见于腓神经麻痹。

2.2.9 神经系统疾病的脑脊液改变

1）压力：80～180mmH$_2$O 为正常压力。颅压在 200mmH$_2$O 以上为高颅压，低于 70mmH$_2$O 为低颅压。脑脊液压力增高，又称颅内压增高，是临床上常见的征象。颅内占位性病变、炎症、血管病、颅脑外伤等病均可引起颅内压增高。

2）颜色：脑脊液正常者外观为无色透明。若为玻璃状，多见于结核性脑膜炎。若为黄或淡黄色，脑脊液内蛋白增高时可呈黄色，多见于脑膜炎、蛛网膜下隙出血的恢复期等。若为脓性，见于化脓性脑膜炎。

3）糖：脑脊液正常为 2.5～4.4mmol/L。结核性脑膜炎、化脓性脑膜炎等易使糖含量降低。

4）蛋白质：脑脊液蛋白正常在 0.15～0.45g/L。在 0.45g/L 以上为病理性增高，多见于颅内炎症、脑血管疾病、颅内肿瘤及变性病。急性炎症性脱髓鞘性多发性神经炎，可出现蛋白显著增高和细胞数正常的蛋白细胞分离现象。

5）细胞：脑脊液中白细胞正常在 6 个/mm^3 以下，如果在 10 个/mm^3 以上，常见于脑、脊髓、神经根或脑脊膜的炎症。脑脊液正常者无红细胞存在，若出现红细胞，多见于蛛网膜下隙出血、脑出血、颅脑损伤等。

2.3 刺激区的部位和主治作用

划分刺激区的两条标准定位线：①前后正中线是从两眉间中点（正中线前点）至枕外粗隆尖端下缘（正中线后点）经过头顶的连线；②眉枕线是从眉中点上缘和枕外粗隆尖端的头侧面连线（图10）。

（1）运动区

部位 相当于大脑皮质中央前回在头皮上的投影。上点在前后正中线中点往后0.5cm处；下点在眉枕线和鬓角发际前缘相交处，如果鬓角不明显，可以从颧弓中点向上引垂直线，此线与眉枕线交叉处向前移0.5cm为运动区下点。上下两点之间的连线即为运动区（图11）。

主要作用 ①上 1/5，治疗对侧下肢、躯干瘫痪。②中 2/5，治疗对侧上肢瘫痪。③下 2/5（言语一区），治疗对侧面神经瘫痪、运动性失语、流口水、发音障碍。

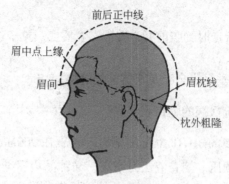

图 10　标定线

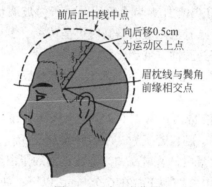

图 11　运动区定位图

（2）感觉区

部位　相当于大脑皮质中央后回在头皮上的投影部位。自运动区向后移 1.5cm 的平行线即为感觉区（图 12）。上 1/5 是下肢、头、躯干感觉区；中 2/5 是上肢感觉区；下 2/5 是面感觉区。

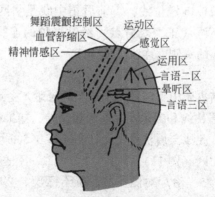

图 12　刺激区侧面图

主要作用 ①上1/5，治疗对侧腰腿脚痛、麻木、感觉异常及后头痛、颈项痛和头鸣。②中2/5，治疗对侧上肢疼痛、麻木、感觉异常。③下2/5，治疗对侧头面部麻木、疼痛、颞颌关节炎等。

（3）舞蹈震颤控制区

部位 运动区平行前移1.5cm（图12）。

主要作用 治疗对侧肢体不自主运动及震颤，如舞蹈病、帕金森病。（一侧的病变针对侧，两侧都有病变针双侧）。

刺法 用长毫针由本线上端刺入，沿皮向目外眦方向刺至发际，或用2寸毫针分段刺入，行快速捻针手法。

（4）血管舒缩区

部位 舞蹈震颤控制区平行前移1.5cm（图12）。

主要作用 治疗原发性高血压及皮层性浮肿。

刺法 从此区的上端刺入，沿皮向眉尾方向刺至发际，行快速捻针手法。

（5）精神情感区

部位 在前后正中线旁2cm，从血管舒缩区开始向前引4cm长的直线（见图12）。

主要作用 对某些精神情感障碍有一定的疗效。

（6）晕听区

部位 从耳尖直上1.5cm处，向前后各引2cm的水平线（图12）。

主要作用 治疗同侧头晕、耳鸣、内耳性眩晕、皮层性听力障碍、幻听等。

刺法 由此区的前端或后端刺入，沿皮刺4cm，行快速捻针手法。

（7）言语二区

部位 相当于顶叶的角回部。从顶骨结节引一与前后正中线之平行线，从顶骨沿该线向后2cm处往下引3cm即是（图12）。

主要作用 治疗命名性失语等。

刺法 由此区的上点进针，沿皮向下刺3cm，行快速捻针手法。

（8）言语三区

部位 晕听区中点向后引4cm长的水平线（图12）。

主要作用 治疗感觉性失语。

刺法 由此区前端刺入，沿皮向后刺4cm，行快速捻针手法。

（9）运用区

部位 从顶骨结节向乳突中部引一直线和与该线夹角为40°的前后两线，其长各3cm，此三线即是（图12）。

主要作用 治疗失用症。

刺法 由顶骨结节进针，沿皮刺入3cm，行快速捻针手法。

(10) 足运感区

部位 在感觉区上点后1cm处旁开前后正中线1cm，向前引3cm长的平行线（图13）。

主要作用 治疗对侧腰腿痛、麻木、瘫痪。针刺双侧治疗小儿夜尿、皮层性尿频、皮层性排尿困难、皮层性尿失禁、脱肛。针刺双侧配双侧生殖区治疗急性膀胱炎引起的尿频尿急；糖尿病引起的烦渴、多饮、多尿；阳痿、遗精、子宫脱垂。针刺双侧配双侧肠区治疗过敏性结肠炎，或一些疾病引起的腹泻。针刺双侧配双侧胸腔区，对风湿性心脏病引起的尿少也有一定效果。针刺双侧配双侧感觉区上2/5，对颈椎、腰椎增生综合征、接触性皮炎、神经性皮炎等均有一定疗效。

刺法 沿皮刺，行快速捻针手法。

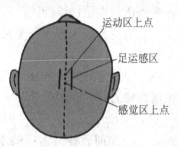

图13 刺激区顶面图

注：患脑动脉硬化并大脑前动脉供血不足，或血栓形成，以及其他原因致使中央旁小叶功能障碍时，可出现尿频、排尿困难、尿失禁，将其分别命名为"皮层性尿频"、"皮层性排尿困难"、"皮层性尿失禁"。

(11) 视区

部位 从旁开前后正中线1cm的平行线与枕外粗隆水平线的交点开始，向上引4cm（图14）。

主要作用 治疗皮层性视力障碍、白内障等。

(12) 平衡区

部位相当于小脑半球在头皮上的投影。沿枕外粗隆水平线，旁开前后正中线3.5cm，向下引垂直线4cm（图14）。

主要作用 治疗小脑损害引起的平衡障碍。

(13) 制狂区

部位 在平衡区中间（图14）。

主要作用 对精神病引起的发狂等症有效。

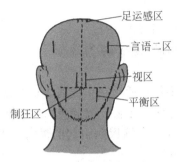

图 14　刺激区后面图

（14）胃区

部位　由瞳孔中央向上引平行于前后正中线的直线，从发际（发际不明显者，由眉间直上 6cm 处）向上取 2cm 即是（图 15）。

主要作用　对急、慢性胃炎，胃、十二指肠溃疡等疾病引起的疼痛有一定疗效。

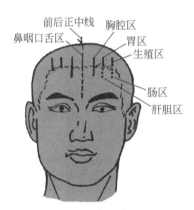

图 15　刺激区前面图

（15）肝胆区

部位　从胃区下缘向下引与前后正中线相平行的线 2cm（图 15）。

主要作用　对肝胆疾病引起的右上腹部疼痛有一定疗效。

（16）胸腔区

部位　从胃区与前后正中线间发际的中点取一平行线，上、下各 2cm（图 15）。

主要作用　治疗过敏性哮喘、支气管炎、心绞痛、风湿性心脏病（对胸痛、胸闷、心慌、气短、浮肿、尿少有一定效果）、阵发性室上性心动过速。

(17) 鼻咽口舌区

部位 位于双胸腔区中间（图15）。

主要作用 对鼻咽、口腔某些病症有效。

(18) 生殖区

部位 从额角向上引平行于前后正中线的2cm直线即是（图15）。

主要作用 治疗功能性子宫出血、盆腔炎、白带增多；配双侧足运感区治疗急性膀胱炎引起的尿频、尿急；糖尿病引起的烦渴、多饮、多尿；阳痿、遗精、子宫脱垂等。

(19) 肠区

部位 生殖区下缘向下引2cm与前后正中线平行的线（图15）。

主要作用 对下腹部疼痛有一定疗效。

头前面的一些刺激区，不是根据原来已肯定的大脑皮质功能定位的对应头皮部位确定的，而是根据针刺头前面这些部位易在躯体不同的部位出现针感，并结合针刺后还有一定疗效，暂定名为内脏的一些刺激区。

3 头针的器具制备

3.1 毫针的结构和常用的规格

目前常用的毫针，针体多用不锈钢制成，针柄用紫铜丝（或镀银）或铝丝（经氧化）绕制而成。头皮针一般选用28～30号1.5～2寸长的不锈钢毫针，初学者进针有困难可选用1寸针，小儿则用0.5～1寸针。

3.2 针具的检查、修理及保存

3.2.1 针具的选择和检查

在针刺前，针具必须仔细检查和选择，要求毫针针尖锋利，针柄牢靠。如发现针体有锈蚀或硬折痕、尖部有钩或断头，都应及时停止使用。

3.2.2 针具的修理及保存

针体如发生弯曲时，一般可用指勒法修直，即一手捏住针柄，另一手拇、示指指尖部捏住针体末端，从针体的根部，向针尖处朝弯曲相反的方向连勒数下，即可勒直。

针具必须保持干净，切忌针尖与硬物碰撞，以致损坏针尖。针具要注意保管，防止针尖生锈带钩、针柄折断、针头碎裂。一般要求如下。

1）将制好的针具，用消毒干棉花包住针尖，再用锡纸或塑料薄膜包裹，收藏在针盒里。盒内可放置少量干燥剂，防止受潮。

2）为了防止针体锈蚀，用过的针最好用软布或棉花擦净。平时将针储藏在针管或针盒内，针管或针盒的两端须用棉花或纱布垫好，避免针尖碰触受损。

3）针具的检查，可用干脱脂棉轻沾针尖，如果针尖有钩或有缺损时则棉絮易被带动。如针组中的针带钩或轻度生锈，可用细砂纸将锈擦去，将针磨尖，若针锈明显则应换针，不宜再用。

4）要防止针头尤其是螺旋帽部分受硬物直接挤压，以免破碎，拧紧螺旋帽时力度不宜过大或过猛，以防破裂。

5）为了防止感染，针具在使用前必须进行严格的消毒，一般在75%乙醇内浸泡30分钟便可使用。瓶底应垫些棉花或纱布，以避免针尖与玻璃瓶接触，造成针尖的损伤。另外，也可将针组用纱布包好，放在清水中煮沸15分钟左右消毒，或放在高压蒸汽锅内消毒。还可采用紫外线照射灭菌。对传染病患者的治疗，采取一人一针的方法，治疗某些皮肤病、肝炎患者的针，应与一般患者的针分开，不能混在一起，以免传染。

注：目前多选用一次性针具。

3.2.3 针刺的练习

提高针刺技术，既能减轻患者的痛苦，又能提高工效及疗效，因此，必须苦练针刺技术。苦练针刺技术主要是苦练指力、间距定向力和各种动作的协调，以及捻转的技术，做到针刺时灵活准确、运用自如。

练习针刺手法时，一般可先用纱布（或麻纸）折叠数层，中间夹数厘米厚的棉花，用线绑紧，分成多方格，然后快速刺入、推进和捻转。正确取定头皮针刺激部位对治疗效果有重要影响。初学者应用卷尺精确测定，并用甲紫药水做好标记。然后嘱患者取正坐位，分开局部头发（男性患者如有可能应理成光头），进行彻底消毒。

3.2.4 体位的选择

为了选区准确、操作方便、患者舒适，在针刺前必须选好适当的体位。采用头针治疗疾病时常选正坐位，正坐位有利于医生观察患者的面部表情和治疗效果，也便于头针操作。对于坐不方便和身体虚弱的患者，可根据刺激区的位置选不同的卧位。对于一些有特殊情况的患者，其体位可灵活掌握。

4　头针操作的技术规范

　　1971 年 3 月至 1972 年，头针运用的针刺方法，除快速捻转外，进针和起针基本上均沿用的是传统的针刺技术，即沿头皮斜向捻转进针、徐缓捻转起针。这种方法除工作效率低以外，更主要的是针刺时患者痛苦比较大。为了解决这些问题，从 1973 年起，着手研究改进。通过临床反复试验，不断改进，逐步完善，终于于 1978 年初系统地总结出进针、捻针、起针快的"三快针刺术"。该法在针刺时患者痛苦明显减轻，工作效率大为提高。

4.1　进针

　　快速进针包括飞针刺入及快速推进两个步骤。

（1）飞针刺入

　　飞针刺入即用一手拇指、示指指尖部捏住距针尖 2cm 的针体部位，沿刺激区的方向，针尖对准进针点，手指尖距头皮 5～10cm，手腕背屈使针尖距进针点10～20cm（图 16）。然后手腕突然往腹侧屈曲，使针尖冲刺进头皮下或肌层均可（图 17）。采用快速刺入，明显缩短了针刺时间。由于三快针刺术的特点是"三快"，进针在瞬间完成，因此多数病例基本无痛感。

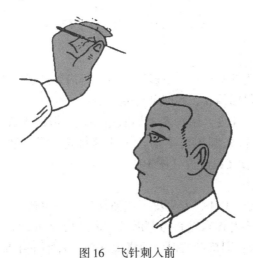

图 16　飞针刺入前

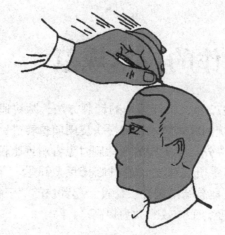

图 17　飞针刺入

此法只需 66 毫秒即 0.066 秒即可刺入。观测方法：用丹麦 4 导肌电图仪，电压 5mV，时基 50 毫秒，选 3cm 长之同芯针电极，仿快速刺入动作，在前臂刺入时，即出现峰值约 40mV，宽约 66 毫秒之巨波（图 18）。

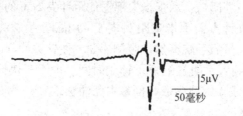

图 18　飞针刺入时的肌电图变化

（2）快速推进

快速推进即在飞针刺入头皮下或肌层后，再沿刺激区，不捻转，快速将针推到一定深度，65% 仅用约 0.2 秒即可完成。

肌电图观测推针速度：用丹麦 4 导肌电图仪，电压 5μV，时基 50 毫秒，选同芯针电极，在前臂先刺入皮下后，仿快速推进动作，推针时即出现峰值约 15μV，宽约 230 毫秒之巨波群（图 19）。

推针有两种方法。

1）单手推进法：飞针刺入头皮下或肌层后，一手拇、示指尖部捏住针柄下半部（或将中指扶靠针体末端）沿刺激区方向进推（图 20）。

2）双手推进法：即持针的拇、示指尖部捏住针柄下半部（或中指紧贴于针体），另一手拇、示指尖部轻轻捏住针体近头皮处（防止针体在推进过程中弯

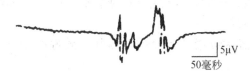

图 19 快速推进时的肌电图变化

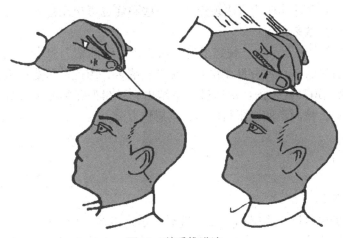

图 20 单手推进法

曲），然后持针的手进推（图 21）。

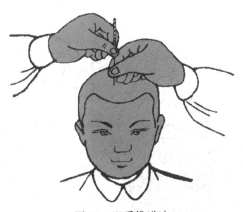

图 21 双手推进法

不捻转推进法对多数患者可以使用，但少数病例因头皮较硬或针刺部位有瘢痕等，不捻转不易推进，这时不应死搬硬套，可选捻转推进法。

捻转或不捻转推进法，在推进时由于针的角度不对，刺的过深或过浅，会使针尖达颅骨或头皮内，一般患者若有痛感或有抵抗感时，应停止推进，将针往起拔，然后改变角度再推。

快速进针法在临床运用几十年间，因其疗效好受到广大患者欢迎及专家赞扬。

1）在临床实践中，几十年间运用快速进针法取得了满意的疗效。为了观察快速进针法的疗效，曾在国内外专门组织快速进针组（进针后不捻转，仅留针30分钟），结果多种体征均可出现疗效，一些顽症也可出现疗效，证明仅快速进针即有明显治疗效果。

2）深受广大患者欢迎：快速进针，由于进针时间短、患者恐惧心理小，更主要的是患者痛苦小，部分针刺患者可无任何痛苦，由此而深受广大患者欢迎。

3）针灸同道高度赞扬：快速进针总结出后，在头针学习班及针灸专业学术会议上的表演，被同道们亲眼目睹后，均感慨万分。

4.2 行针

（1）捻转法

此法要求快速捻转不提插，在捻转时要求术者肩、肘、腕关节、拇指固定，以达到固定针体的目的。在固定针体的前提下，示指呈半屈曲状，用示指第一节的桡侧面与拇指第一节的掌侧面捏住针柄。然后以示指指掌关节不断伸屈，使针体快速旋转，一般每分钟捻针200次左右（图22）。

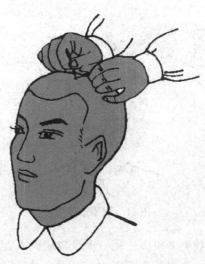

图22　捻转法

快速捻转，一般频率为200次/分以上，针体左右旋转各两转左右，持续0.5～1分钟。一般捻针后能出现针感者，多在5～10分钟内减轻或消失，因此间隔5～10分钟再重复捻转，用同样的方法再捻两次，即可起针。快速运针，由于捻转速度快，对患者有较强的刺激，所以有些病例通过捻转可提高疗效。

最快者只需148毫秒即能捻转1次，即每分钟捻转405次。用丹麦4导肌电图仪，进行捻转速度计算，具体方法如下：选3cm长之同芯针电极，插入右合谷穴，深1.5cm，电压500μV，时基100毫秒。然后右手捻针，结果发现有4μV，148毫秒之巨波群，即每分钟405次（图23）。

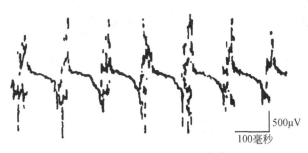

500μV
100毫秒

图23　捻转时的肌电图变化

经过几十年的临床应用，充分肯定了捻转对一些病症能提高疗效，且捻转幅度越大，频率越快，效果越好。同时还出现了电动捻转机（头针捻转机等）代替手捻，对脑血管疾病引起的瘫痪等体征，也有较好的治疗效果。

（2）留针法

少数患者在针刺入后，症状和体征即有明显减轻或消失，对此类患者进针后不捻转，仅留针30分钟左右。

（3）埋针法

另有少数患者在针刺后，症状和体征有明显减轻或消失，但是到当天下午或第2天，症状和体征又加重或出现。此类患者的特殊现象，可能和刺激量不足有关，所以我们采用了埋针法进行观察，即是将针刺入后，用快速捻转法间断性捻转3次后不起针，保留5小时至3天，有些病例能收到良好效果。准备埋针时，针刺前先应将进针处的头发剪掉或剃光，严格消毒后再刺入，保留时间较长者，进针的位置应考虑到患者睡觉等活动时不受影响。

4.3　起针

起针法，即是一手持棉球对准针孔附近，另一手的中指或无名指（环指）沿着针柄快速往下滑（图24）。因头针多数病例系长头发，这样能压住针柄周围的头发。然后拇指和示指，或拇指、示指、中指捏住针柄快速往外拔出（图25）。

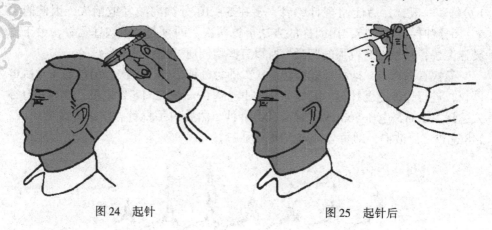

图24 起针　　　　　　　　　　　　图25 起针后

5 头针技术的操作规范

5.1 术前准备

(1) 解释

为了取得患者的积极配合，在治疗前，应向患者进行必要的解释，包括刺激的疼痛、病程、疗程、疾病的预后等，尤其对初诊患者，更加必要，以免患者产生恐惧心理，或不愿意接受本疗法的治疗，或不能连续治疗而影响效果。

(2) 消毒

在术前，除对针具消毒外，对针刺部位，也应严密地消毒，以免造成感染。一般要求患者把头皮清洗干净，针刺部位可用75%乙醇棉球擦拭，方可进针。医生的手应用肥皂水清洗干净，或用75%乙醇棉球擦拭后，方可持针操作。

(3) 检查

治疗前必须仔细地检查一下针具，针尖有否弯曲或带钩，经检查合格后方可使用。严格遵守一人一套针的原则，杜绝一针多用，避免交叉感染。

(4) 指导

指导患者选取适当的体位，以便于治疗。术者自己也要选择适当的位置，否则将会影响治疗效果。

(5) 态度

在治疗过程中，除了仔细询问病史、详细检查及耐心治疗外，术者的态度也起着重要作用。如果态度不严肃，精神不集中，让患者感到厌烦，针1或2次后就不再继续治疗，就会影响疗程。有的医师对患者态度不好，不耐心解释，在语言上，给患者一种不良刺激，引起患者反感，对治疗效果也有一定影响，故术者要细心耐心、详细解释、态度和蔼、精神集中，争取患者的合作，才能达到治好疾病的目的。

(6) 暴露头皮

在针刺前，暴露头皮，分开局部头发，以便于准确取穴。

(7) 体格检查

术前进行详细的体格检查，有些疾病初期，自觉症状尚不明显，查体有时能帮助早期诊断。同时可以检验疗效。

5.2 针刺治疗

采用"三快针刺术"，针对各症状进行选区针刺治疗。在进针时要避开发囊、瘢痕及局部感染处，以免引起疼痛。初学者可用指切进针法，即以左手拇指的指甲掐切头穴，右手持针，针尖紧靠指甲缘，迅速刺入皮下。

（1）进针角度

一般进针方向与头皮呈 15°～30°角。如此则针体在帽状腱膜下层，易于操作，患者痛感轻，临床疗效好。若角度过小，针体易刺入肌层；角度过大，则针体易刺入骨膜。以上两种情况疼痛感较强，影响治疗效果。

（2）针刺深度

针刺深度根据患者具体情况和选区决定。一般针刺入帽状腱膜下层后，使针体平卧，进针 1 寸左右为宜。婴幼儿宜浅刺。

（3）针刺方向

临床治疗中，以百会穴为界，百会穴前为阴，百会穴后为阳。病变部位在阴者（内脏、胸腹、肢体前面、头面部），针刺由后向前；病变部位在阳者（躯干、腰背、肢体后面、枕项部），针刺由前向后。对于颞、枕部的选区，一般采用由上而下的针刺方向，便于操作和避免疼痛。

（4）多针针刺

用两只毫针相对针刺，或呈交叉状同时刺激同一治疗线。初学者谨慎使用该操作法。

（5）电针

如手捻确实有困难，也可以电针代替，频率宜在 200～300 次/分以上，刺激强度以患者的反应来决定，应由小到大，不要突然加强。一般根据患者可耐受力度，波型可选择连续波。

（6）留针

留针要因人而异，体弱者时间要短，体壮者可延长。病情轻可缩短时间，病情重可久留。

另有两种手法，读者也可酌情选用。一为抽提法，针体进入帽状腱膜下层后，针体平卧，用右手拇指、示指紧捏针柄，左手按压进针点处以固定头皮，用暴发力将针迅速向外抽提 3 次，然后再缓慢地向内退回原处。这种紧提慢插的方法，相当于泻法。一为进插法，持针手法与上相同，用暴发力将针迅速向内进插 3 次，再退回原处，这种紧插慢提的方法，相当于补法。注意：上述提插范围不宜超过 0.1 寸，动作要求迅速。

6 头针技术的适应证与禁忌证

6.1 适应证

本技术治疗疾病以脑源性疾病为主，且适应证相当广泛，凡神经科、精神科、内科、儿科、妇科、外科、皮肤科和五官科等各科诸多疾病均可治疗，而且见效快、疗效高。对各科多种常见多发病和部分疑难病症，都有较好的疗效。

（1）神经、精神疾病

由脑源性疾病引起的肢体瘫痪、中枢性面瘫、流涎、构音障碍、肢体麻木、感觉异常、运动性失语、命名性失语、感觉性失语、失用症、皮层性听力障碍、皮层性尿频、排尿困难及尿失禁、皮层性视力障碍、皮层性水肿、小脑损害引起的平衡障碍等，以及头痛、颈项痛、头晕、头鸣、肢体不自主运动及震颤、面神经炎等神经系统疾病，失眠、焦虑、抑郁等精神情感障碍，幻听、狂躁等精神疾病。

（2）内科、儿科病症

原发性高血压，小儿夜尿，急性膀胱炎引起的尿频、尿急，糖尿病引起的烦渴、多饮、多尿，过敏性结肠炎、腹泻，风湿性心脏病引起的尿少，急、慢性胃炎，胃、十二指肠溃疡等疾病引起的疼痛，肝胆疾病引起的右上腹部疼痛，过敏性哮喘、支气管炎、心绞痛、风湿性心脏病（对心慌、气短、浮肿、尿少有一定效果）、阵发性室上性心动过速、下腹部疼痛等。

（3）骨外科、妇产科病症

腰腿脚痛、麻木、感觉异常及上肢疼痛、脱肛、颈椎、腰椎增生综合征，阳痿、遗精、子宫脱垂、功能性子宫出血等。

（4）五官科、皮肤科及其他

耳鸣、内耳性眩晕、接触性皮炎、神经性皮炎、白内障等。

6.2 禁忌证

1）对急性传染性疾病或炎症急性期不宜单独采用。

2）严重器质性疾病、高度贫血症及严重心脏病、癌症晚期者不宜使用。

3）针刺后容易引起出血的疾病，如血友病、血小板减少性紫癜、过敏性紫癜应禁用。有内脏出血，如咯血、吐血、呕血、尿血、便血和外伤性大出血类疾病，应避免针刺。

4）因脑出血引起的中风患者，在急性期有昏迷、发热或者血压忽高忽低不稳定者，不可用头皮针，须待症情稳定后才能治疗。对急性发热、高热、心力衰竭者也要慎用头皮针。

5）妇女怀孕期应慎用，有习惯性流产史的孕妇尤应慎用。

6）各种皮肤病、疖肿、疮疡，应避开患部针刺，以免病势扩散。

7 头针技术的优势与注意事项

7.1 优势

(1) 适应证突出, 应用广泛

头针对脑源性疾病, 尤其是脑梗死急性期和脑血管病的恢复期疗效显著, 同时对精神科、内科、外科、妇科、儿科、皮肤科、五官科不少病症均有明显效果。它不仅能治疗神经、消化、呼吸、运动、心血管、泌尿等系统的病症, 而且能治疗神经衰弱、自主神经功能紊乱、失眠、焦虑、抑郁等精神科功能性疾病。对神经性疼痛、急性扭伤、落枕、头痛、眩晕等疗效更为明显。

(2) 疗效独特

头针技术, 无论是用于脑源性疾病急性期, 还是恢复期、后遗症期, 尤其是脑梗死急性期常会收到意想不到的疗效。有些只需要治疗几次, 病就痊愈了, 即使慢性久治不愈的患者, 只要耐心坚持治疗, 亦多获奇效。所以本疗法的治疗效果是不可低估的, 而且见效快、疗效高。

(3) 设备简单

头针疗法不需要有复杂的高端的医疗器械和现代医学的检查诊断设备, 所用针具构造简单, 为一般传统针具, 取材便利, 购买方便。

(4) 简便易行

本技术不需特殊环境和条件, 仅局部消毒后, 采取坐位或卧位即可进行治疗。所以广大人民乐意接受本疗法治疗, 本疗法也日益受到人们的重视和欢迎。

(5) 安全可靠

头针针刺头皮层次为帽状腱膜层, 既安全又无疼痛, 且疗效好, 能达到治疗目的, 不良反应少见, 多年临床实践证明该技术是安全可靠的, 是令人放心的。

(6) 经济实惠

头针因其制备简单, 成本低廉, 操作时又不需要特殊环境、条件和复杂的辅助工具, 只要有针具及必要的消毒物品即可完成治疗, 所以本技术的最大特点, 就是不花钱或少花钱也能治好病。一般疾病, 仅用本疗法治疗即可, 尤其对脑血管疾病、神经衰弱、原发性高血压、关节炎、支气管哮喘等病。在特殊情况下, 即使有的需配合某些药物治疗, 也多是常用中草药。因此大大减轻了患者的经济负担，而且节省了药品，如仅按单用头针治疗的慢性疾病计算一下，一年能为国家节省很多药品。在药物缺乏的地区，特别是边远农村山区，更适宜使用本技术。

7.2　注意事项

1）治疗前对患者做详细检查，尽量求得准确诊断，明确治疗原则，拟定治疗方案，选准治疗体位。术前须让患者稍微休息（一般休息 10 分钟即可），使全身肌肉放松，并对患者做好解释工作，说明针刺时稍有痛感是正常现象，以免患者紧张。

2）应刺部位的皮肤、头针工具及医生的手，术前要进行常规消毒。每次用过的针具要消毒后方能再使用，或者使用一次性针具。切记注意保持针刺局部清洁，以防感染。

3）术前要检查针具，有无弯钩、锈蚀，当发现针尖有钩毛或缺损时，须及时修理或更换。

4）针刺时，要注意按针刺方向和顺序进行。头针治疗结束后，应嘱患者休息数分钟后再走，以免在返家途中发生意外。

5）治疗时要注意观察患者的表情，询问其感觉，看有无不正常反应，一旦发觉患者有异常现象，应立即停止治疗，采取恰当的处理措施。

6）头皮针的刺激强度较大，应注意防止晕针。在头皮针治疗中常易发生滞针，即针刺入头皮后，行针困难，难以捻转进退。可适当延长留针时间，嘱患者身心放松，并在针体周围轻柔按摩，然后沿顺进针方向缓缓退出。

7）头皮血管丰富，出针时易出血或引起皮下血肿，起针时可用干棉球轻压30 秒至 1 分钟，防止出血或引起皮下血肿。在进针时要避开发囊、瘢痕及局部感染处，以免引起疼痛。

8）头皮针进针要掌握好角度，角度过小，针易进入肌层；角度过大，则容易刺入骨膜，都会引起疼痛。为了减轻进针时的疼痛，可嘱患者憋气，深吸一口气，避免患者因紧张而产生疼痛感。

9）使用电头针时，电量输出要逐渐加大，以免突然出现过强刺激，给患者造成痛苦。

8 头针治疗时的正常针感、不良反应及预防处理

8.1 头针针刺后的不同针感反应

8.1.1 普通感传

(1) 感传的种类

患者常出现热、麻、抽等感觉。其中80%以上的人出现热感。部分患者原来有感觉异常如麻、凉、抽、痛等，在针刺过程中这些异常感觉可减轻或消失。也有部分患者虽然无针感，也能收到较满意之疗效。

(2) 感传的范围及形状

1）在对侧肢体出现者占多数。

2）在同侧肢体出现者仅少数。

3）个别人在全身出现。

4）有片状等，可局限在一个关节或一块肌肉。

(3) 感传出现的时间及消失的时间

1）感传出现的时间：几秒钟到3分钟出现感传者多见。个别人起针后几小时才出现感传。

2）感传持续时间：持续3~10分钟即可开始减退或消失，个别人可持续几小时甚至2天。

8.1.2 带状感传

1）性质：热、麻、抽、蚁走感等。

2）宽度：0.5~4cm宽，个别患者在某个部位可扩散成片状。在一定的范围内，刺激量和持续时间有关系。

3）带状特征：带状的宽度可以宽窄不相等。

4）起始部位：起始部位不同，分别可以在针刺的部位、颈后、肢体的近端或中间开始。

5）循行方向：多数为从近端往远端走向，个别人为从肢体远端开始往近端走向，或从中间开始往近、远两端走向。

6）刺激部位与循行范围：可在对侧或同侧肢体出现。少数患者因刺激部位不同，可在相应的大脑皮质所支配的部位出现。

7）循行部位与疾病关系：据观测健侧与病侧肢体均可出现带状感传，但是病侧较健侧肢体出现的多，说明感传出现与病理损害后神经功能状态也有一定关系。

8）感传的出现与刺激方法：一般用针刺，或用针柄、笔杆或手指压迫局部、艾卷灸等，均可出现带状感传，但是因刺激物的不同，可有性质的改变。

9）带状感传常伴有感觉异常带：持续刺激 0.5~2 分钟，可能沿感传线出现感觉异常带，如痛觉减退带、痛觉过敏带或多种感觉障碍带。一般感觉异常带比感传带范围大，多数在刺激停止后几分钟内感觉恢复正常。个别患者可持续 24 小时。

10）感传循行的特征：可沿古代描记的体表线循行，有些局限在一个肢体范围，也有些沿神经皮节分布的范围循行。

11）阻断性：多数可用普鲁卡因、生理盐水、压迫等方法使其阻断，但也有个别患者用各种办法都不能阻断。

12）感传的循行速度：最快者 45cm/s，最慢者 2.2 cm/s，平均 10.6 cm/s。

13）消失的时间：在刺激停止后数分钟完全消失。

14）感传消失的特征：多数先从远端开始消失，在近端最后消失，少数患者可全程同时消失。

8.1.3 不自主运动反应

（1）肢体不自主运动反应

1）肢体不自主地抬起：刺激时，患肢不自主地往起抬，个别人的上肢可以高举过头。

2）肢体不自主的乱动：刺激时患侧肢体不自主地乱动。

3）肢体过度的伸展：刺激时，原来瘫痪的手可不自主地伸展，个别人可超过生理范围。

4）不自主地站立、行走：刺激时，原来瘫痪的患者，不自主地站立和行走。

5）不自主地抽动：刺激时，患肢出现不自主地抽动，似局灶性癫痫发作。

（2）内脏不自主运动反应

1）咳嗽反应：刺激时可有连续地不自主地咳嗽。

2）胃肠蠕动：刺激时，个别患者有明显的胃肠蠕动增强。

8.1.4 面部或肢体出汗

少数病例针刺时在对侧（个别在同侧）面部或手心出汗，最明显者可有汗珠往下滴。

8.1.5　体征有明显的恢复

约有10%的瘫痪病例，首次针刺后肢体瘫痪等体征有好转。

8.1.6　体征有暂时性加重

个别病例在针刺时体征有加重现象，有的病例起针后在数分钟内即恢复，还有些病例可持续数小时后才恢复。在恢复后体征常比原来还有减轻。

8.2　头针针刺的不良反应

8.2.1　晕针

(1) 症状

在针刺过程中，如患者突然连连哈欠，面色改变，往往是晕针的先兆。如果发生晕针会出现头晕、眼花、头痛、恶心呕吐、出冷汗，严重时患者脸色苍白、手脚发凉、血压下降，甚至晕倒。

(2) 原因

1) 刺激过度或突然猛刺以及刺激身体敏感部位等。

2) 患者恐惧害怕、精神紧张、神经过敏或过度兴奋。

3) 久病或体质过弱的患者。

4) 过度饥饿或过度疲劳所致。

(3) 预防

1) 术前向患者做必要而充分的解释，以消除患者的恐惧情绪和心理紧张等因素。

2) 对于疲劳或饥饿的患者，应给予适当的休息，或喝些热开水，或吃些食物。

3) 避免过强或突然猛烈的刺激，初诊患者应尽量避免刺激敏感部位，并常规询问晕针史。

(4) 处理

晕针一般多为晕厥现象，是脑部暂时性缺血所致。首先应急起针，保持冷静，不要恐慌，让患者躺在床上，或让患者喝些热开水，或用热毛巾敷其头部，一般数分钟后即可恢复正常。

对于有晕针史或针刺时发生晕针的病例，我们不应停止或中断治疗，而应采用脱晕法后继续针刺治疗，其结果是大都不出现晕针，从而达到预期的治疗效果。

脱晕法有两种，①减少刺激量：对捻针后出现晕针的病例，在下次治疗时不宜捻转，可采用留针法。这样做有些病例不仅可防止晕针，而且可收到一定的治疗效果。②刺激量先小后大：对晕针者，可先给较小的刺激量，以后逐步加大，使其达到既预防晕针，又逐步适应针刺治疗的目的。临床实践中多为由不留针到留针、捻针。

8.2.2 针刺时、针刺后的其他不良反应

头针是比较安全的，绝大多数人无不良反应。仅有个别人在针刺时、针刺后会引起不良反应，如在针刺时出现局部疼痛、牙痛、头部发痒等，针刺后出现心慌、气短、全身难受、发热及浮肿等。这些多在起针后数秒钟、数分钟即可消失。只有浮肿等个别病状可延续数日，但多不需要特殊处理。个别疗效不佳反应又明显者，可暂时停止治疗。

8.3 意外情况的预防和处理

(1) 弯针

弯针是指针刺时针体在患者体内、外发生折弯。头针因方法特殊，有时针体在体外折弯，此时应起针，换针刺入。

(2) 滞针

针刺后捻不动或起针时拔不出来，叫滞针。滞针多由局部肌肉紧张或痉挛缠化针体所造成。发现滞针时，可轻微捻动几下，即可起针。

(3) 出血

起针后约25%的针眼会出血。根据出血的速度和量的多少，可分微出血和明显出血两种。①微出血：一般在起针后2~3秒钟内，针眼出血约大头针针头大或黄豆大，此种出血仅用棉球压迫2~4秒钟即可止住；②明显出血：一般起针后2~3秒钟内，针眼出血超过黄豆大或成片状，少数可往其他部位流动。此种出血需用棉球压迫针眼20~40秒钟，个别人需长达1分钟左右才能止住。

根据出血部位的不同，起针时的出血可分四种。

1) 进针孔出血：此类较多见。

2) 针尖处出血：初学者在针刺时可在针尖处穿出头皮，起针后如有出血也可在此孔流出，此时应在该处按压止血。

3) 起针后在针体通过的中间部位出血：起针后在针体通过的中间有血肿形成，有时在进针孔出血，待按压后又在针体通过的中间部位形成血肿，此时还应

在血肿上部按压止血。

4）多孔出血：同时扎几个针，如针孔相互穿通（针刺运动区或感觉区上2/5，同时又针足运感区），起第1个针或第2个针后无出血，再起第3个针后，不仅此进针孔出血，而且其他两个进针孔也有出血，此时应同时按压止血。

按压时应用干棉球或较干的乙醇棉球，因用太湿的乙醇棉球压迫后乙醇可沿针孔入内，引起疼痛。

少量的皮下出血或局部小块发绀，一般不作处理，可自行消退。若局部肿胀疼痛较剧，发绀面积较大，可先作冷敷，再叮嘱患者24～48小时后热敷，以促进局部血肿消散吸收。

下篇

头针技术的临床应用

1 中风

1.1 中风概述

1.1.1 中风的概念

中风是以猝然昏仆，不省人事，伴有口眼㖞斜，语言不利，半身不遂，或不经昏仆而仅以㖞僻不遂为主证的一种疾病。因其发病骤然，变化迅速，似有"风性善行而数变"的特征，又"如矢石之中的，若暴风之疾速"，故称为"中风"，又名"卒中"、"类中"等。西医称之为脑血管疾病，指由于脑局部血液循环障碍所导致的神经功能缺损综合征，包括脑出血、脑血栓形成、脑栓塞、脑血管痉挛、蛛网膜下隙出血等。

中风属于多发病，除了有很高的病死率以外，生存者常遗留瘫痪等残疾，所以中风是一种严重危害人民健康的疾病。对于中风的防治，我国已有悠久的历史和丰富的经验。早在春秋战国时代《黄帝内经》中就有用中药和针灸治疗脑血管疾病的方法。目前在西医方面，也有多种药物及方法对中风有治疗作用。但采用中药、西药、针灸等治疗，仅有 1/4 ~ 1/3 的患者，能获基本痊愈或生活自理。由此可见，积极防治脑血管疾病对于人民健康将有重要意义。

头针治疗中风已有 40 余年的历史，针刺运动区、感觉区等治疗，获得显著疗效和基本痊愈的病例占 70%，同时还有见效快、经济、简便、安全的优点。因此目前头针已成为治疗脑血管疾病的常用方法之一，也是治疗脑血管疾病的最佳方法之一。

1.1.2 中风的病因病理

（1）西医病因病理

1）动脉粥样硬化性血栓性脑梗死

脑血栓形成是指在颅内外供应脑部的动脉血管壁发生动脉粥样硬化等原因引起病理性改变的基础上，在血流缓慢、血液成分改变或血黏度增加等情况下形成管腔狭窄、闭塞或有血栓形成，致使局部脑组织因血液供应中断而发生缺血缺氧性坏死，引起相应的临床体征。

最常见的病因为动脉粥样硬化，其次为高血压、糖尿病和血脂异常。由于动脉粥样硬化斑块破裂或形成溃疡，血小板、血液中其他有形成分及纤维黏附于受损的粗糙内膜上，形成附壁血栓，在血压下降、血流缓慢、血流减少、血液黏度增加和血管痉挛等多种情况影响下，血栓逐渐增大，最后导致血管狭窄或闭塞。高血压、糖尿病和高脂血症等可加速动脉粥样硬化的发展。脑血栓形成的好发部位为颈总动脉、颈内动脉、基底动脉下段、椎动脉上段、椎-基底动脉交界处、大脑中动脉主干、大脑后动脉和大脑前动脉等。其他病因有真性红细胞增多症等多种原因引起的高黏血症、高半胱氨酸血症、高纤维蛋白血症等引起的血液高凝状态、脑动脉炎等。

脑动脉闭塞后的脑组织由于缺血缺氧发生软化和坏死。病初6小时以内，肉眼尚见不到明显病变；8～48小时，缺血中心区即出现明显的脑肿胀，脑沟变窄，脑回扁平，脑灰白质界线不清；4～5天脑水肿达高峰；7～14天脑组织的软化、坏死达到高峰，并开始液化，成蜂窝状囊腔。其后软化和坏死组织被吞噬和清除，胶质增生形成瘢痕，大的软化灶形成囊腔，周围由增生的胶质纤维包裹，形成中风囊。完成此修复有时需要几个月甚至1～2年。

局部血液供应中断引起的脑梗死多为贫血性梗死，当管腔内的血栓溶解和（或）侧支循环开放等原因使血流恢复后，血液会从破损的血管壁漏出，或引起继发性渗血或出血，导致出血性脑梗死，也称为出血性梗死。

2）脑出血

脑出血系指非外伤性的脑实质内的血管破裂引起的出血，脑出血又称出血性脑卒中或脑溢血。脑出血是脑血管疾病中较常见的一种，仅次于脑血栓形成，占第二位。约80%发生于大脑半球，以基底核区为主，其余20%发生于脑干和小脑。通常在情绪激动、过分兴奋、用力排便、过度用力或精神紧张时发病。

高血压和细小动脉硬化是脑出血的主要因素，还可由动静脉畸形、先天性脑动脉瘤、血液病（如再生障碍性贫血、白血病、血小板减少性紫癜及血友病等）、感染、药物（如抗凝及溶栓剂等）及中毒等所致。

脑出血的常见部位是壳核，占30%～50%，其次为背侧丘脑、脑叶、脑桥、小脑及脑室等。脑出血一般单发，也可多发或复发，出血灶大小不等。较大新鲜出血灶，多见于原发性高血压和动静脉畸形导致的血管破裂，其中心是血液或血凝块（坏死层），周围是坏死脑组织，并含有点、片状出血（出血层），再外周为明显浮肿、瘀血的脑组织（海绵层）并形成占位效应。可引起颅内压增高，脑组织受压移位。幕上半球的出血，血肿向下挤压丘脑下部和脑干，致其变形、移位和继发性出血，常出现小脑天幕疝；如中线结构下移，可形成中心疝；如颅内压增高明显或小脑大量出血时可发生枕骨大孔疝。脑疝是导致脑出血患者死亡的直接原因。

新鲜的出血为红色，红细胞降解后形成含铁血黄素而带棕色。当脑出血进入恢复期后，血肿和被破坏的脑组织逐渐被吸收，小者形成胶质瘢痕，大者形成一个中风囊，囊腔内有含铁血黄素等血红蛋白降解产物及黄色透明黏液。

3）脑栓塞

脑栓塞是指血液中的各种栓子（如心脏内的附壁血栓、动脉粥样硬化斑块、脂肪、肿瘤细胞、纤维软骨或空气等）随血流进入脑动脉而阻塞血管，当侧支循环不能代偿时，引起该动脉供血区脑组织缺血坏死，而出现局灶性神经功能缺损。脑栓塞占脑卒中的 15%～20%。

脑栓塞按栓子来源分为三类，最常见的为心源性脑栓塞，约 75% 的心源性栓子栓塞于脑部，引起心源性脑栓塞的最常见原因为心房颤动，发生心房颤动后，左心房附壁结构的收缩性降低，血流缓慢淤滞，易引起附壁血栓形成，栓子脱落引起脑栓塞。发生心瓣膜病时，瓣膜受损并形成疣状赘生物累及心房或心室内膜，可导致附壁血栓形成。感染性心内膜炎时心瓣膜表面形成含细菌的疣状赘生物，脱落后形成脑栓塞。心肌梗死、心肌病和心脏手术后病变部位易形成附壁血栓，可脱落引起脑栓塞。

非心源性脑栓塞多见于动脉来源的栓子，包括主动脉弓和颅外动脉的动脉粥样硬化性病变，斑块破裂及粥样物从裂口进入血流，形成栓子，同时损伤的动脉壁易形成附壁血栓，均可致脑栓塞。其他栓子包括肿瘤细胞、脂肪滴、空气和异物等。

脑栓塞可发生于脑的任何部位，由于左侧颈总动脉直接起源于主动脉弓，故发病部位以左侧大脑中动脉的供血区较多。发病年龄以中青年居多。起病急骤，大多无任何前驱症状。起病后常于数秒钟或很短时间内症状发展到高峰，无足够的时间建立侧支循环，所以栓塞较同一动脉的血栓形成，病变范围大。脑栓塞引起的脑组织坏死可为缺血性、出血性或混合性，出血性更为常见。脑栓塞发生后栓子不再移动，或栓子分解碎裂，进入更小的血管，最初栓塞的血管壁已受损，血流恢复后易从破损处流出，发生漏出性出血，形成出血性梗死。由于小栓子引起的脑血管痉挛，大栓子形成的广泛脑水肿、颅内压增高，甚至可形成脑疝。此外炎性栓子还可引起局限性脑炎或脑脓肿等。

（2）中医病因病机

中风的发病突然，是因其病理是逐渐形成的，与肝、肾、心、脾的关系最为密切，其病因与虚、风、痰、火四者密切相关，发病机制较为复杂。本病多是在内伤积损的基础上，复因劳逸失度、情志不遂、饮酒饱食或外邪侵袭等引起脏腑阴阳失调，血随气逆，肝阳暴涨，内风旋动，夹痰夹火，横窜经脉，蒙蔽心神从而发生猝然昏仆、半身不遂诸症。

1）内伤积损：素体阴亏血虚，阳盛火旺，风火易炽，或年老体衰，肝肾阴虚，肝阳偏亢，复因将息失宜，致使阴虚阳亢，气血上逆，上蒙神窍，突发本病。

2）劳欲过度：烦劳过度，耗气伤阴，易使阳气暴涨，引动风阳上旋，气血上逆，壅阻清窍；纵欲过度，房事不节，亦能引动心火，耗伤肾水，水不制火，则阳亢风动。

3）饮食不节：嗜食肥甘厚味，辛香炙煿之物，或饮酒过度，致使脾失健运，聚湿生痰，痰湿生热，热极生风，终致风火痰热内盛，横窜经络，上阻清窍。

4）情志所伤：五志过极，心火暴甚，致阴阳失调，可引动内风而发卒中，其中以郁怒伤肝为多。平素忧郁恼怒，情志不畅，肝气不舒，气郁化火，则肝阳暴亢，引动心火，风火相煽，气热郁逆，气血上冲于脑，神窍闭阻，遂致猝倒无知。或长期烦劳过度，精神紧张，虚火内燔，阴精暗耗，日久导致肝肾阴虚，阳亢风动。此外，素体阳盛，心肝火旺之青壮年，亦有遇忧郁而阳亢化风，以致突然发病者。

5）气虚邪中：气血不足，脉络空虚，尤其在气候突变之际，风邪内侵，气血痹阻，肌肉筋脉失于濡养，或痰湿素盛，形盛气衰，外风引动痰湿闭阻经络，而致㖞僻不遂。

由于病位深浅、病情轻重不同，又有中经络和中脏腑之别。轻者中经络，重者伴神昏为中脏腑。若肝风夹痰，横窜经络，血脉瘀阻，气血不能濡养机体，则见中经络，表现为半身不遂，口眼歪斜，不伴神志障碍；若风阳痰火蒙蔽神窍，气血逆乱，上冲于脑，则见中脏腑，络损血溢，瘀阻脑络，而致猝然昏倒，不省人事。因邪正虚实的不同，而有闭证和脱证之分，及由闭转脱的演变，闭证之中腑者，因肝阳暴亢或痰热腑实，风痰上扰，见㖞僻不遂，神志欠清，大便不通；中脏者，风阳痰火内闭神窍，脑络瘀阻，则见昏仆，不省人事，肢体拘急等闭证。因痰火瘀热者，为阳闭；因痰浊瘀阻者为阴闭。若风阳痰火炽盛，进一步耗灼阴精，阴虚及阳，阴竭阳亡，阴阳离决，则出现脱证，表现为口开目合、手撒肢冷、气息微弱等虚脱症状。由此可见，中风的发生，病机虽然复杂，但归纳起来不外虚（阴虚、血虚）、火（肝火，心火）、风（肝风、外风）、痰（风痰、湿痰）、气（气逆、气滞）、血（血瘀）六端。

恢复期因气血失调，血脉不畅而形成后遗症。中脏腑者病情危重，但经积极治疗，往往可使患者脱离危险，神志渐趋清醒，但因肝肾阴虚，气血亏损未复，风、火、痰、瘀之邪留滞经络，气血运行不畅，而仍留有半身不遂、口歪或不语等后遗症，一般恢复较难。

1.1.3 中风的临床表现

(1) 动脉粥样硬化性血栓性脑梗死

中老年患者多见，病前有脑梗死的相关危险因素，如高血压、糖尿病、冠心病及血脂异常等。常在安静状态下或睡眠中起病，约1/3患者前驱症状表现为反复出现的短暂性脑缺血发作，或头痛、头晕等。1～3天内症状逐渐达到高峰。根据动脉血栓形成部位的不同，相应的出现神经系统局灶性症状和体征，患者一般意识清楚，在发生基底动脉血栓或大面积脑梗死时，病情严重，出现意识障碍。

脑的局灶性神经症状：变异较大，与血管闭塞的程度、闭塞血管大小、部位和侧支循环的好坏有关。各动脉闭塞的临床症状如下。

颈内动脉系统：以偏瘫、偏身感觉障碍、偏盲的三偏综合征和精神症状为多见，以及同侧Horner征，优势半球病变还可伴有不同程度的失语、失用和失认。双侧大脑前动脉闭塞时可出现精神症状伴有双下肢瘫痪。大脑中动脉皮层支闭塞引起的偏瘫和偏身感觉障碍，以面部和上肢为重，下肢和足受累较轻，下肢先开始恢复，或仅下肢恢复上肢仍有完全或不完全瘫痪。深穿支闭塞表现为对侧偏瘫，肢体、面和舌的受累程度均等。

椎-基底动脉系统：出现眩晕、眼球震颤，偏盲、两眼球向病灶对侧凝视，病灶侧耳鸣、耳聋，病灶侧舌咽、迷走神经麻痹，小脑性共济失调及Horner征，病灶同侧面部及对侧躯体、肢体感觉减退或消失，高热、昏迷、针尖样瞳孔、四肢软瘫及延髓麻痹。

(2) 脑出血

本病多见于有高血压病史和50岁以上的中老年人。多在情绪激动、劳动或活动以及暴冷时发病，少数可在休息或睡眠中发生。寒冷季节多发。

全脑症状包括以下几点。①意识障碍：轻者躁动不安、意识模糊不清，严重者多在半小时内进入昏迷状态。②头痛与呕吐：神志清或轻度意识障碍者可述头痛，以病灶侧为重。呕吐多见，多为喷射性，呕吐物为胃内容物。③可伴有去大脑性强直与抽搐，出血早期血压多突然升高，患者一般呼吸较快，病情重者呼吸深而慢。

局灶性神经症状与出血的部位、出血量和出血灶的多少有关。根据出血部位不同，脑出血可分内囊出血（基底核区）、皮层支出血两种。内囊出血：急骤起病，昏迷程度较深，持续时间较长，可有典型的偏瘫、偏身感觉障碍及偏盲的三偏综合征。皮层支出血：一般发病较急，多数可有昏迷，但是程度较浅，持续时间较短。因出血的部位不同，而瘫痪的肢体和程度也不同。如在大脑中动脉皮层支出血，可出现上肢单瘫或偏瘫后上肢较重，有些也可出现皮层刺激症状，如癫痫发作等。

（3）脑栓塞

任何年龄均可发病，多有风湿性心脏病、心房颤动及大动脉粥样硬化病史。发病前多无明显诱因及前驱症状。症状多在数秒内或数分钟内达到高峰，多为完全性卒中。临床症状取决于栓塞的血管及栓塞的位置，表现为局灶性神经功能缺损，详见脑栓塞。

1.1.4 脑血管病的临床诊断

（1）西医诊断

1）动脉粥样硬化性血栓性脑梗死：①中老年患者，有动脉粥样硬化、高血压、糖尿病等危险因素。②常于安静状态下发病，也可为活动中起病，病前可有反复的短暂性脑缺血发作（TIA）。③发病较缓慢，常在数小时或数天内达高峰。④意识清楚或轻度障碍。大多数发病时无明显头痛和呕吐。⑤有颈内动脉系统和（或）椎-基底动脉系统症状和体征。⑥头部 CT 或 MRI 检查可发现与症状和体征一致的责任病灶。CT 多于 24 小时后出现低密度灶。⑦腰椎穿刺检查脑脊液正常。

2）脑出血：①大多数为发生在 50 岁以上原发性高血压患者。②常在情绪激动或体力活动时突然发病。③病情进展迅速，具有典型的全脑症状和（或）局限性神经体征。④脑脊液压力增高，多数为血性。⑤头颅 CT 扫描可见高密度影。

3）脑栓塞：①急性发病，在数秒、数分钟内到达高峰。②多数无前驱症状。③意识清楚或有短暂性意识障碍。大块栓塞时可伴有病侧头痛、恶心和呕吐，偶有局部癫痫样表现。④有颈动脉系统或椎-基底动脉系统症状和体征。⑤腰椎穿刺脑脊液检查正常或血性，若有红细胞可考虑为出血性脑梗死。⑥栓子的来源可分为心源性或非心源性。⑦头部 CT 或 MRI 检查可发现梗死灶。

（2）中医诊断

1）具有突然昏仆、不省人事、半身不遂、偏身麻木、口眼歪斜、言语謇涩等特定的临床表现。轻症仅见眩晕、偏身麻木、口眼歪斜、半身不遂等。

2）多急性起病，好发于 40 岁以上年龄。

3）发病之前多有头晕、头痛、肢体一侧麻木等先兆症状。

4）常有眩晕、头痛、心悸等病史，病发多有情志失调、饮食不当或劳累等诱因。

1.2 头针技术在中风中的应用

根据中风临床表现的 10 个症状，一一选区对应，确定治疗方案。

1.2.1 对侧中枢性偏瘫

对侧中枢性偏瘫其特点是上下肢体瘫痪程度相同，这是中央前回运动中枢受累所致。

头针选区 运动区上 3/5，双侧足运感区。

部位指示 运动区上点在前后正中线中点后移 0.5cm 处，运动区下点在眉枕线和鬓角前缘相交处，两点连线，取上 3/5（图 26、图 27）。

治疗体会 若瘫痪的特点是头、面和上肢的瘫痪较完全，而下肢的瘫痪很轻，则针刺整个运动区、双侧足运感区。

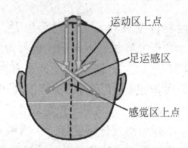

图 26 针刺部位指示（上面图）

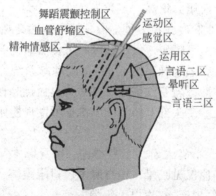

图 27 针刺部位指示（侧面图）

1.2.2 偏身感觉障碍

这是中央后回感觉中枢受累所致。

头针选区 感觉区上 3/5，双侧足运感区。

部位指示 运动区平行后移 1.5cm（图 28、图 29）。

治疗体会 丘脑梗死也可以导致肢体麻木。临床上偏身麻木和偏身瘫痪同样

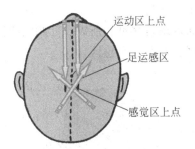

图28 针刺部位指示（上面图）

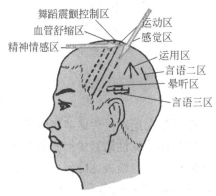

图29 针刺部位指示（侧面图）

多见，只是偏身麻木往往被患者忽视，只去关心肢体瘫痪，只有在大脑中动脉的主干部梗死或内囊部梗死出现三偏综合征时，偏身麻木才被重视，或是丘脑部梗塞时，也在病变的对侧出现肢体感觉障碍为首发时，才以主诉症状就诊。

　　单纯偏身麻木的治疗，无论中西药或头针的方法，均较偏身瘫痪相对难治疗，但麻木程度越轻效果越好，病程越短疗效越快。

　　如偏身麻木合并偏身瘫痪时，针刺感觉区上3/5，同时针刺运动区上3/5、双侧足运感区。疗效更佳。

1.2.3 偏盲

偏盲是由于大脑中动脉所供应的视放射受损所致。

　　头针选区　双侧视区。

　　部位指示　从旁开前后正中线1cm的平行线与枕外粗隆水平线的交点开始，向上引4cm，（图30）。

　　治疗体会　视放射部病变所致，视放射是指外侧膝状体与枕叶之间的视觉径路谓之。在枕叶病变时，可出现完全性同向性偏盲，左右视野改变一致，此部病变也可有象限盲往往是下 1/4 盲。

一般出现完全性同向性偏盲多见，所以，针刺双侧视区，有伴偏瘫、偏麻的同时针刺运动区、感觉区、双侧足运感区。

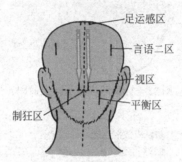

图 30　视区针刺部位指示

1.2.4　失语

若病变在优势半球，则可伴有运动性失语或感觉性失语。这是由于额下回后部运动性语言中枢或颞上回后部感觉性语言中枢受累所致。

运动性失语：即听理解较好，口语表达障碍。

头针选区　言语一区（运动区下 2/5）。

部位指示　运动区上点在前后正中线中后移 0.5cm 后，运动区下点在眉枕线和鬓角前缘相交处，两点连线，即为运动区，取下 2/5（图 31）。

治疗体会　临床上有些患者会出现单纯的不全运动性失语。

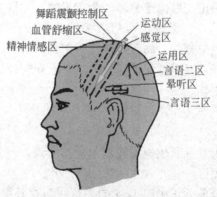

图 31　运动区针刺部位指示

感觉性失语：即听理解障碍，口语尚流利，常答非所问。

头针选区 言语三区。

部位指示 晕听区中点向后引4cm的水平线（图32）。

治疗体会 准确掌握运动性失语和感觉性失语的诊断，才能运用好言语一区和言语三区，选取的准确性越高，效果越好。合并偏瘫，同时针刺运动区上3/5；合并偏麻，同时针刺感觉区的上3/5。

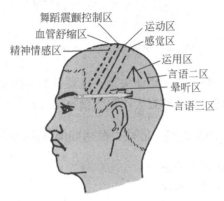

图32 言语三区针刺部位指示

1.2.5 对侧下肢运动和感觉障碍伴小便失禁。

头针选区 运动区上1/5，感觉区上1/5，双侧足运感区。

部位指示 刺激区顶面图，侧位图（图33、34）。

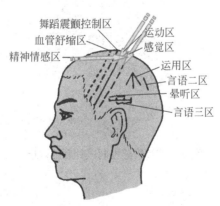

图33 针刺部位指示（侧面图）

治疗体会 头针治疗以下肢瘫痪为重，疗效显著，尤其是脑血栓已确诊便开始头针治疗，一般治愈率30%以上，有效率90%以上。

有下肢感觉障碍加针刺感觉区上1/5。

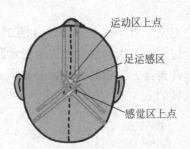

图 34　针刺部位指示（顶面图）

因为有小便不易控制，或大小便失禁，定要针刺双侧足运感区，既能提高肢体运动和感觉障碍恢复，也能够对大小便失禁有明显的效果。

1.2.6　有强握、表情淡漠、欣快、情绪抑郁等精神症状

上述症状与额叶病变有关系。

头针选区　精神情感控制区。

部位指示　前额发髻上 2cm，距中线 2cm，与中线平行（图 35）。

治疗体会　脑梗死患者约 20% 以上伴有不同程度的抑郁或焦虑不安、烦躁易怒、情绪不稳，针刺双侧精神情感控制区效佳。

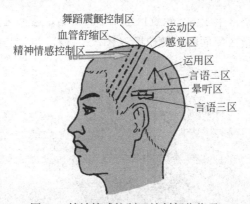

图 35　精神情感控制区针刺部位指示

1.2.7　头晕

当椎-基底动脉主干或内听动脉供血不足时，前庭系统功能障碍而首先引起头晕。

头针选区　双侧晕听区。

部位指示　从耳尖直上 1.5cm 处，向前后各引 2cm 的水平线（图 36）。

治疗体会 头晕是一个症状，很多疾病都可引起头晕，特别是脑血管疾病，更易出现头晕。脑梗死确诊后，除应据病因治疗外，同时针刺双侧晕听区，对头晕的疗效较好。对功能性疾病引起的头晕，不仅疗效好而且见效快。

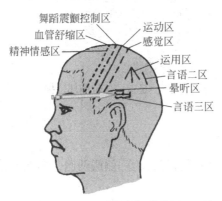

图36 晕听区针刺部位指示

1.2.8 头痛

脑梗死患者30%～50%以上均有头痛发作。主要表现为于后枕部和顶枕部的跳痛和胀痛。

头针选区 双侧感觉区上1/5，双侧足运感区。

部位指示 运动区平行后移1.5cm处为感觉区，取双侧上1/5（图37、38）。

治疗体会 前头痛针刺感觉区下2/5，后头痛针刺双侧感觉区上1/5和双侧足运感区；头针治疗头痛见效快，疗效好。

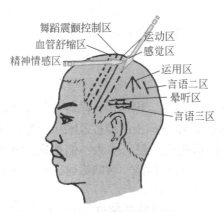

图37 感觉区针刺部位指示

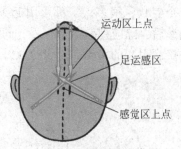

图 38 足运感区针刺部位指示

1.2.9 共济失调

脑干或小脑的损害均可引起，为一侧或两侧，影响走路较为突出。

头针选区 双侧平衡区。

部位指示 沿枕外粗隆水平线，旁开前后正中线 3.5cm，向下引垂直线 4cm（图 39）。

治疗体会 平行失调的表现主要是走路时偏斜或倾倒。

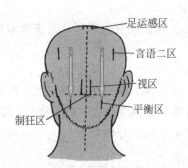

图 39 平衡区针刺部位指示

1.2.10 延髓麻痹

脑部病损时，可有延髓损害，出现语言障碍、吞咽困难等。因延髓的形状似球型，所以也称延髓麻痹。根据病损的部位及临床所见，球麻痹可分两种。

1）真性延髓麻痹：病变在延髓，多为一侧损害，常见于椎-基底动脉血栓形成或供血不足。发病时有构音困难、吞咽障碍、咽反射消失等。大脑皮质功能障碍不明显。

2）假性延髓麻痹：病变在层质延髓束，为两侧损害，常见于颈内动脉系统血栓形成。病史中有两次以上的脑血栓形成病史，而且分别在不同侧。出现语言困难、吞咽障碍、呛食、流涎、软腭运动受限、咽反射保存、掌颌反射和吸吮反射阳性；大脑皮质功能障碍明显，可出现强哭、强笑。

头针选区　平衡区（图39）。

部位指示　沿枕线外粗隆水平线，旁开前后正中线3.5cm，向下引垂直线4cm。

治疗体会　延髓麻痹分真性延髓麻痹和假性延髓麻痹，运用头针治疗时，选区常不一样。

真性延髓麻痹，因病变在延髓，常选双侧平衡区为主，配制狂区。

假性延髓麻痹，因病变在大脑皮质或皮质下，损害皮质延髓束，常选双侧运动区下2/5，可配双侧平衡区及其他区。

1.2.11　四肢瘫痪

四肢瘫痪由脑干梗死所致。

头针选区　双侧运动区上3/5，双足运感区

部位指示　运动区上点在前后正中线中后移0.5cm，运动区下点在眉枕线和鬓角前缘相交处，两点连线，取双侧上3/5（图26、27）。

治疗体会　出现四肢瘫痪时，常伴有眩晕、呕吐、昏迷、高热、脑神经损害、瞳孔缩小等，若病情危重，有可能导致死亡，如意识不清，暂不用头针治疗。意识清楚，生命体征平稳即可行头针治疗。

对于脑血管疾病来说，不管临床上能否明确诊断，只要能明确体征，采用头针治疗都能收到良好效果。这一点对于在农村及基层医疗单位运用头针治疗脑血管疾病非常重要。

2　面神经麻痹

2.1　面神经麻痹概述

2.1.1　面神经麻痹的概念

面神经麻痹或称 Bell 麻痹是由于茎乳孔内面神经非特异性炎症所致的周围性面神经麻痹。中医称之为"口僻"、"㖞僻"、"歪嘴风"。

周围性面神经麻痹多为单侧性，极少是双侧性的。起病突然，往往患者在清晨起来时发现面部已麻痹。在麻痹前或在麻痹开始后，常在耳内、乳突区或下颌角有疼痛。

面神经麻痹其特点是面部表情诸肌肉麻痹。多数损害程度比较严重，面上部及下部肌肉往往同等地受累，出现额纹消失、眼裂增大且闭合困难或不能、鼻唇沟变浅、口角下垂等。笑时口眼歪斜明显。

2.1.2　面神经麻痹的病因病理

(1) 西医病因病理

面神经炎在脑神经疾患中较为多见，这与面神经管是一狭长的骨性管道的解剖结构有关，面神经一旦水肿必然会导致其受压、功能障碍。当岩骨发育异常，面神经管可能更为狭窄，这可能是面神经炎发病的内在因素。面神经炎发病的外在原因尚不明确。有人根据其早期病理变化主要为面神经水肿、脱髓鞘及轴突不同程度的变性，推测可能因面部受冷风吹袭，面神经的营养微血管痉挛，引起局部组织缺血、缺氧所致。也有的认为与病毒感染有关，但一直未分离出病毒。近年来也有认为可能是一种免疫反应。膝状神经节综合征则系带状疱疹病毒感染，使膝状神经节及面神经发生炎症所致。

病理变化早期主要为面神经水肿、脱髓鞘或轴突不同程度的变性，以茎乳孔和面神经管内部分明显。

(2) 中医病因病机

口僻的发生主要因正气不足、络脉空虚，外邪乘虚而入导致气血瘀阻，面部经脉失养所致。本病病位在头面部。

1）正气不足，风邪入中：机体正气不足，经络空虚，卫外不固，风邪夹寒夹热乘虚而入客于颜面，气血痹阻，经脉失养则发为口僻。

2）痰湿内生，阻于经络：痰湿内生或外感病邪，内袭经络，气血受阻，痰热互结，上扰面部，阳明经脉壅滞不利，则发口僻。

3）气虚血盛，经脉失养：口僻日久不愈，正气亏虚，气虚血行无力，血滞经脉致口僻难愈。

2.1.3 临床表现

可见于任何年龄，男性略多。多为单侧，双侧者甚少。发病与季节无关，通常急性起病，一侧面部表情肌突然瘫痪、口眼歪斜、流涎、讲话漏风，瘫痪可于数小时或 1～3 天内达高峰。有的患者病前数日有患侧耳内、耳后、乳突区或面部疼痛，常于清晨洗漱时发现或被他人发现口角歪斜。患侧表情肌瘫痪、额纹消失、鼻唇沟平坦、口角下垂、示齿时口角被牵向健侧。皱眉不能，眼裂增大不能闭合或闭合不全，闭眼时眼球向外上方转动显露白色巩膜，称为 Bell 征。不能皱眉、鼓腮和吹口哨，食物易滞留于患侧颊齿之间。下眼睑外翻，泪液不易流入鼻泪管而溢出眼外。可有患侧乳突部疼痛、耳郭和外耳道感觉减退，外耳道或鼓膜疱疹，称 Hunt 综合征。

若病变波及鼓索神经，除上述症状外，尚可伴有同侧舌前 2/3 味觉减退或消失。镫骨肌支以上部位受累时，因镫骨肌瘫痪，同时还可出现同侧听觉过敏。

面神经炎如果恢复不完全，常可发生瘫痪肌的挛缩、面肌痉挛或连带运动。

2.1.4 面神经麻痹的诊断

根据起病形式和临床特点，诊断多无困难。

2.2 头针技术在面神经麻痹中的应用

头针选区 双侧运动区下 2/5，每天 1 次。

部位指示 上点在前后正中线点后移 0.5cm 处，下点在眉枕线和鬓角前缘相交处，两点连线的下 2/5（图31）。

3 眩晕

3.1 眩晕的概述

3.1.1 眩晕的概念

眩晕是以目眩、头晕为主的一类疾病。眩是指眼花或眼前发黑,晕是指头晕,甚或感觉自身或外界景物旋转。二者常同时并见,故统称为"眩晕"。轻者闭目即止;重者如坐车船,旋转不定,以致不能站立,或伴有恶心、呕吐、汗出,甚则昏倒等症状。眩晕是一个症状,很多疾病都可引起头晕,特别是脑部疾病,更易出现头晕,可见于西医的多种疾病。凡梅花埃综合征、原发性高血压、低血压、脑动脉硬化、椎-基底动脉供血不足、贫血、神经衰弱等,临床表现以眩晕为主症者,均可参照本节内容辨证施治。

3.1.2 头晕的病因病理

(1) 西医病因病理

眩晕是一种对自身或外界物体的运动性幻觉,是因机体空间定向和平衡功能失调所产生的自我感觉,患者主观感觉自身或外界物体呈旋转、摆动、直线、倾斜或升降运动。头晕仅表现为头重脚轻、站立或行走不稳。

维持机体空间定向和平衡功能的结构有三,即视觉系统、深感觉和触觉系统及前庭系统,它们在大脑皮质的统一调节下协同完成上述功能,其皮质感觉区位于颞上回及邻近的顶叶。三者任一系统发生病变,致三者的神经冲动不能在脑部协调一致时,即可发生眩晕,其中以前庭系统病变所致者最为常见。

临床常见原因如下。

1) 前庭周围性眩晕均为真性眩晕,一般均有眼震和前庭功能改变。包括内耳病变(耳源性眩晕)、前庭神经病变及前庭神经元炎。

2) 前庭中枢性眩晕为脑干、小脑或顶颞叶病变引起。常见的病因有脑血管病、占位性病变、炎症、眩晕性癫痫或偏头痛等。

3) 眼源性眩晕,常见有屈光异常、眼肌病变和视网膜病变等。

4) 全身疾患引起的眩晕,常见疾病有高血压、低血压、低血糖症、中毒、感染等。

5）精神性眩晕，见于神经衰弱、癔症、焦虑症等。

（2）中医病因病机

眩晕的病因主要有情志、饮食、体虚年高、跌仆损伤等方面。

1）年高肾亏：年高体衰，致肾精亏虚，髓海不足，无以充盈于脑；或体虚多病，损伤肾精肾气；或房劳过度，阴精亏虚，均可导致髓海空虚，发为眩晕。

2）情志所伤：忧郁恼怒太过，肝失条达，肝气郁结，气郁化火，肝阴耗伤，肝阳上亢，上扰头目，发为眩晕。

3）饮食不节：若饮食不节，嗜酒肥甘，或饮酒无度，损伤脾胃，以致健运失司，水谷不化精微，聚湿生痰，痰浊中阻，则清阳不升，头窍失养，故发为眩晕。

4）气血亏虚：久病体虚，脾胃虚弱，或失血之后，耗伤气血，或饮食不节，忧思劳倦，均可导致气血两虚。气虚则清阳不升，血虚则清窍失养，故而发为眩晕。

5）瘀血内阻：跌仆坠损，头脑外伤，或因气虚血瘀、气滞血瘀，阻滞经脉，而致气血不能上荣于头目，故眩晕时作。

眩晕之病因虽有上述多种，但其基本病理变化，不外虚实两端。眩晕的病性以虚者居多，气虚血亏，髓海空虚，肝肾不足所导致的眩晕多属虚证；因痰浊中阻、瘀血阻络、肝阳上亢所导致的眩晕属实证。本病的病位在于头窍，其病变脏腑与肝、脾、肾三脏相关。

3.1.3　头晕的临床表现

头晕的临床表现（表3）。

表3　头晕的临床表现

	周围性眩晕	中枢性眩晕
眩晕特点	突发，持续时间短（数分钟至数天）	持续时间长（数周至数年），症状较轻
自主神经症状	伴恶心、呕吐、出汗等	较少或不显
眼球震颤	多水平或旋转性，与眩晕程度一致	粗大，眩晕缓解期仍可持续存在
神经系统体征	无	有脑干、小脑及顶颞叶损害体征
前庭功能试验	减弱、消失	可正常
耳鸣和听力下降	有	无
发作与体位关系	转头或体位改变可加重，闭目不减轻	与体位无关，闭目减轻

3.1.4　头晕的临床诊断

(1) 西医诊断

诊断在于明确眩晕的原因。发作期应着重了解眩晕的性质、诱因和伴发症状，如耳鸣、耳聋、后循环症状和意识障碍等。间歇期症状应注意听力、第 Ⅴ 到 Ⅹ 对脑神经及脑干症状等。还需了解既往病史，如高血压史、糖尿病史、服药史、颅脑外伤史等。有了初步的病因判断后，再进行相应的体检和实验室检查。体检重点为前庭功能、听力、神经系统检查和心血管系统检查。有时，发生眩晕的原因不止一个，应多加注意。

(2) 中医诊断

头晕目眩，视物旋转，轻者闭目即止，重者如坐车船，甚则仆倒。重者可伴有头痛、项强、恶心呕吐、眼球震颤、耳鸣耳聋、汗出、面色苍白等。多有情志不遂、年高体虚、饮食不节、跌仆损伤等病史。

3.2　头针技术在头晕中的应用

头针选区　双侧晕听区，每天 1 次。
部位指示　从耳尖直上 1.5cm 处，向前后各引 2cm 的水平线（图 36）。

4　头痛

4.1　头痛概述

4.1.1　头痛的概念

头痛是常见的临床症状，是颅内、颅外对痛觉敏感的组织受到刺激引起的头上半部（眉弓、耳郭上部、枕外隆突连线以上）疼痛。神经系统及全身性疾病均可引起头痛。因此，头痛的原因是多种多样的。

头痛是临床常见的自觉症状，可单独出现，亦见于多种疾病的过程中。本节所讨论的头痛，是指因外感六淫、内伤杂病而引起的，以头痛为主要表现的一类病证。头痛可见于西医学内科、外科、神经科、精神科、五官科等各科疾病中。本节所讨论主要为内科常见的头痛，如血管性头痛、紧张性头痛、三叉神经痛、外伤后头痛、部分颅内疾病、神经官能症及某些感染性疾病、五官科疾病的头痛等，均可参照本节内容辨证施治。

4.1.2　头痛的病因病理

(1) 西医病因病理

1）颅内外动脉的扩张（血管性头痛），如偏头痛为一种常见的血管性头痛，也可见于颅内感染、代谢性疾病、中毒性疾病等；

2）颅内痛觉敏感组织被牵拉或移位（牵引性头痛），多见于颅内肿瘤、颅内血肿、脑积水和低颅内压等；

3）颅内感觉敏感组织炎症（如脑膜刺激性头痛）；

4）颅外肌肉收缩（紧张性头痛）；

5）传导痛觉的脑神经和颈神经直接受损或炎症，如三叉神经痛或枕神经痛；

6）眼、耳、鼻、牙齿病变疼痛的扩散（牵涉性头痛）等；

7）高级神经功能障碍，见于神经症和重度精神病。

(2) 中医病因病机

头痛的病因有外感与内伤两类。外感多因六淫邪气侵袭，内伤多与情志不遂、饮食劳倦、跌仆损伤、体虚久病、禀赋不足、房劳过度等因素有关，分述如下。

1）感受外邪：起居不慎，感受风、寒、湿、热之邪，邪气侵袭经络，上犯巅顶，清阳之气受阻，阻遏络道而发为头痛。

2）情志失调：忧郁恼怒，情志不遂，肝失条达，气郁阳亢，或肝郁化火，阳亢火生，上扰清窍而发为头痛。若肝火郁久，耗伤阴血，肝肾亏虚，精血不承，亦可引发头痛。

3）先天不足或房事不节：禀赋不足，或房劳过度，使肾精亏耗。肾主骨生髓，肾精久亏，脑髓空虚，则发为头痛。若阴亏及阳，肾阳虚弱，清阳不展，亦可发为头痛。

4）饮食劳倦及体虚久病：饮食不节、饥饱劳倦，致脾胃虚弱，气血化源不足，或病后正气受损，营血亏虚，不能上荣于脑髓脉络，可发为头痛。或脾失健运，痰湿内生，阻遏清阳，上蒙清窍而为痰浊头痛。

5）头部外伤或久病入络：跌仆闪挫，头部外伤，或久病入络，气血滞涩，瘀血阻于脑络，不通则痛，故发为头痛。

外感头痛多为外邪上扰清空，壅滞经络，络脉不通。外感头痛以风邪为主，多为实证，且多兼夹他邪，如寒、湿、热等。若风邪夹寒邪，凝滞血脉，络道不通，不通则痛。若风邪夹热，风热上炎，清空被扰，而发头痛。若风夹湿邪，阻遏阳气，蒙蔽清窍，可致头痛。

内伤头痛之病机多与肝、脾、肾三脏的功能失调有关，内伤头痛多为虚实相兼。外感头痛之病性多属实证，病因是以风邪为主的六淫邪气，一般病程较短，预后较好。内伤头痛起病较缓，病程较长，病性复杂，一般来说，气血亏虚、肾精不足之头痛属虚证，肝阳、痰浊、瘀血所致之头痛多属实证。

4.1.3 头痛的临床表现

以头部疼痛为主要临床表现。头痛部位可发生在前额、两颞、巅顶、枕项或全头部。疼痛性质可为跳痛、刺痛、胀痛、灼痛、重痛、空痛、昏痛、隐痛等。头痛发作形式可为突然发作，或缓慢起病，或反复发作，时痛时止。疼痛的持续时间可长可短，可数分钟、数小时或数天、数周，甚则长期疼痛不已。

4.1.4 头痛的临床诊断

（1）西医诊断

头痛诊断时，应注意以下几点：患者年龄，头痛出现的时间，头痛的部位、性质、强度，发病的快慢，持续时间，频率，诱发、缓解和加重的因素，头痛前有无先兆，头痛发作时的伴随症状和相关体征及共存疾病，用药史，头痛对家庭、工作、社交的影响等。同时应进行全面的体格检查，以及必要的实验室检查和特殊的辅助检查，如头颅 CT 和 MRI 等。特别是已经诊断为慢性头痛的患者，在正规治疗情况下，头痛性质发生变化；或既往无头痛病史，头痛在近期呈进展性；或过去有头痛病史，此次发作性质有变化或出现新的体征；急性头痛伴有发热、严重剧烈的头痛，特别是有呕吐或其他颅内压增高症状时，应进行诊断性腰椎穿刺。

(2) 中医诊断

外感头痛起病较急，病程较短，多有起居不慎、外感风邪的病史，头痛较为剧烈；内伤头痛起病缓慢，病程较长，反复发作，时轻时重，多有饮食不节、劳倦、房事不节、病后体虚等病史。头痛因于痰湿者，重坠而痛，肝火者跳痛，阳亢者胀痛，气血不足、肝肾阴亏者，隐隐作痛，瘀血者刺痛或钝痛。太阳头痛，在后头部，下连于项；阳明头痛，在前额及眉骨处；少阳头痛，在头之两侧；厥阴头痛，在巅顶部。

4.2　头针技术在头痛中的应用

头针选区　顶部痛，选双侧感觉区上 2/5。额颞部痛，选感觉区下 2/5，一侧症状选对侧，两侧症状选双侧。每天 1 次。

部位指示　运动区平行后移 1.5cm，根据症状选取上或下 2/5（图 40、41）。

治疗体会　对血管神经性头痛、偏头痛、感冒等病引起的头痛，部分病例能使症状缓解。

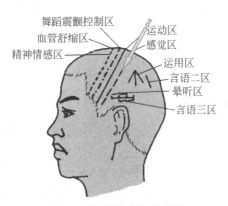

图 40　顶部痛针刺部位指示

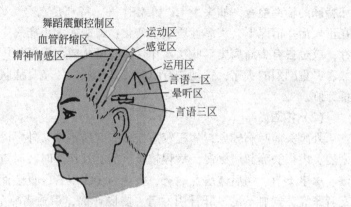

图 41 额颞部痛针刺部位指示

5 颤证

5.1 颤证概述

5.1.1 颤证的概念

颤证是以头部或肢体摇动颤抖，不能自制为主要临床表现的一种病证。轻者表现为头摇动或手足微颤，重者可见头部震摇，肢体颤动不止，甚则肢节拘急，失去生活自理能力。本病又称"振掉"、"颤振"、"震颤"。

颤证可作为一种原发病单独出现，亦可继发于其他疾病，老年男性发病较多。西医学中的帕金森病（震颤麻痹）、特发性震颤、肝豆状核变性、小脑病变的位置性震颤、甲状腺功能亢进等，均可参照本节辨证治疗。

5.1.2 颤证的病因病理

(1) 西医病因病理

1）帕金森病又称震颤麻痹，多于中年以后发病，以静止性震颤、肌强直、运动徐缓为主要表现，是以黑质纹状体多巴胺（DA）能神经元变性缺失和路易小体形成为特征的一种常见的中老年人神经系统变性疾病。

2）特发性震颤是一种原因未明的具有遗传倾向的运动障碍性疾病，呈常染色体显性遗传特征。

3）肝豆状核变性是一种常染色体隐性遗传的铜代谢障碍性疾病。铜代谢异常主要导致基底核变性和肝功能损害。

(2) 中医病因病机

1）年老体虚：中年之后，脾胃渐损，肝肾亏虚，精气暗衰，筋脉失养；或禀赋不足，肾精虚损，髓海失充，筋脉失养；或久病体弱，脏腑功能紊乱，气血阴阳不足，筋脉失养，虚风内动，故而发为颤证。

2）情志过极：情志失调，郁怒忧思太过，脏腑气机失调。郁怒伤肝，肝气郁结不畅，气滞而血筋脉失养；或肝郁化火生风，风阳暴涨，窜经入络，扰动筋脉；若思虑太过，则损伤心气血化源不足，不能荣于四末；忧思伤脾，脾虚不运，津液失于输布，聚湿生痰，痰浊流窜经扰动筋脉。

3）饮食不节：过食肥甘厚味或嗜酒成癖，损伤脾胃，聚湿生痰，痰浊阻于脉络而动风；或滋生内热，痰热互结，壅阻经脉而动风；或因饥饱无常，过食生冷，损伤脾胃，气血生化乏源，致筋脉失养而发为颤证。

4）劳逸失当：劳倦过度，耗伤脾胃；或房事劳欲太过，耗伤肾精。脾失健运，气血虚弱，筋脉失于濡养；肾精亏虚，脑髓不充，筋脉失于调畅而不得任持自主，发为颤证。

颤证病在脑髓、筋脉，与肝、肾、脾等脏关系密切。本病的基本病机为肝风内动，筋脉失养。本病的病性总属本虚标实。本为气血阴阳亏虚，其中以阴津精血亏虚为主；标为风、火、痰、瘀为患。标本之间密切联系，风、火、痰、瘀可因虚而生，诸邪又进一步耗伤阴津气血。风、火、痰、瘀之间也相互联系，互相转化，风以阴虚生风为主，也有阳亢风动或痰热化风者，如阴虚、气虚可转为阳虚，气滞、痰湿也可化热等。颤证日久可导致气血不足，络脉瘀阻，出现肢体僵硬、动作迟滞乏力现象。

5.1.3 颤证的临床表现

（1）帕金森病

1）震颤：常为首发症状。震颤多自一侧上肢手部开始，以拇指、示指和中指的掌指关节最为明显，呈节律性"搓丸样"动作，其频率为 4~6Hz。随病情的进展，震颤渐波及同侧下肢和对侧上下肢，呈"N"字形进展。通常上肢重于下肢，下颌、口唇、舌和头部的震颤多在病程后期出现。震颤大多数在静止状态时出现，随意活动时减轻，情绪紧张时加剧，入睡后则消失。起病时有些可仅在精神紧张后出现轻微震颤，待精神紧张消除后，震颤即消失。这种情况有些可持续一段时间，此期间有时可被误诊为神经官能症。继续发展，震颤即在静止时出现，随意运动时减轻或暂时消失。至晚期即变为经常性，随意运动中亦不减轻或休止。

2）肌强直：全身肌肉紧张度均增高，为锥体外系的肌张力增高，四肢因伸屈肌张力增高，关节被动伸屈时呈均匀一致的阻抗而称为铅管样强直，如伴有震颤则其阻抗有断续的停顿，称齿轮样强直。患者站立时呈低头屈背、上臂内收肘关节屈曲、腕关节伸直、手指内收、拇指对掌、指间关节伸直、髋及膝关节略为弯曲的特有姿势。

3）运动迟缓：表现为随意运动始动困难、动作缓慢和活动减少。患者翻身、起立、行走、转弯都显得笨拙缓慢，穿衣、梳头、刷牙等动作难以完成，写字时笔迹颤动或越写越小，称书写过小征。面部表情肌少动，无表情，双眼凝视呈面具状脸。

4）姿势步态异常：患者姿势特殊，表现为头前倾、躯干俯屈、肘关节屈曲、腕关节伸直、髋和膝关节略弯曲，称为"屈曲体姿"。步态异常突出，走路缓慢，步伐碎小，脚几乎不能离地，行走失去重心，往往越走越快呈前冲状，不能立即停步，称慌张步态。行走时因姿势反射障碍，缺乏上肢应有的协同运动。

5）其他症状：讲话缓慢、语调低、情绪不稳、抑郁多见、顽固性便秘，以记忆力尤以近记忆力减退为明显，严重时可表现为痴呆。

我们在临床实践中观察到运动障碍，有少数病例中是在睡觉后或头针治疗后，可有 2～3 小时的运动障碍缓解期，即运动基本恢复正常。这一现象对进一步探讨该病的病理生理有一定意义。

如由脑动脉硬化、一氧化碳中毒、颅脑损伤等病引起上述症状时为帕金森综合征。

（2）特发性震颤

起病隐袭，缓慢进展。震颤为本病唯一症状，频率为 5～8Hz。主要表现为姿势性震颤和（或）动作性震颤，精神松弛或休息、静止位时减轻或消失，情绪紧张、疲劳或受检时加重。部分患者在饮酒后震颤可暂时缓解。主要累及部位一般依次为：上肢、头部、下肢、言语、面部和躯干。无肌张力改变或运动缓慢等。

（3）肝豆状核变性

肝豆状核变性震颤表现为静止或姿势性、无规律性。通常于儿童或青少年期发病。

5.1.4 颤证的临床诊断

（1）西医诊断

1）中老年发病，临床表现为静止性震颤、强直和运动迟缓，若呈单侧隐袭发病，缓慢发展，对左旋多巴治疗反应良好，临床上可诊断为帕金森病。常规CT 或 MRI 可排除其他疾患，有鉴别诊断价值。

2）中老年人经常出现上肢姿势性和（或）动作性震颤，不伴其他神经系统症状和体征，实验室检查无异常，可诊断为特发性震颤。

3）儿童或青少年出现震颤，伴舞蹈样动作，K-F 环的存在可明确诊断。

（2）中医诊断

1）头部及肢体颤抖、摇动，不能自制，甚者颤动不止，四肢强直。

2）动作笨拙，活动减少，多汗流涎，语言缓慢不清，烦躁不寐，表情呆滞等症状。

3）多见于中老年人，一般呈隐袭起病，逐渐加重，不能自行缓解。部分患者发病与情志有关，或继发于脑部病变。

5.2 头针技术在颤证中的应用

头针选区 舞蹈震颤控制区为主，每天1次（图42）。

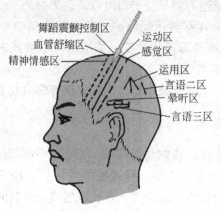

图42 舞蹈震颤控制区针刺部位指示

6 颅脑损伤

6.1 颅脑损伤概述

6.1.1 颅脑损伤的概念

颅脑损伤是指暴力作用于头颅引起的损伤，包括头部软组织损伤、颅骨骨折和脑损伤。其中脑损伤后果严重，应特别警惕。颅脑损伤是一种常见的外伤，约占全身各部位损伤总数的20%，病死率占第一位。

6.1.2 颅脑损伤的病因病理

颅脑损伤病因常见于意外交通事故、工伤或火器操作等。颅脑损伤始于致伤外力作用于头部所导致的颅骨、脑膜、脑血管和脑组织的形变。损伤类型则取决于形变发生的部位和严重程度。原发性脑损伤主要是神经组织和脑血管的损伤，表现为神经纤维的断裂和传出功能障碍，不同类型的神经细胞功能障碍，甚至细胞的死亡。继发性脑损伤包括脑缺血、脑血肿、脑水肿、颅内压升高等，这些病理生理学变化是由原发性脑损伤所导致的，反过来又可以加重原发性脑损伤。

6.1.3 颅脑损伤的临床表现

临床上分开放性和闭合性颅脑损伤。开放性颅脑损伤系指头皮、颅骨、硬脑膜都破裂，软脑膜和脑组织与外界直接或间接相通。如果头皮、颅骨、硬脑膜三者中，至少有一种是完整的，脑与外界不相沟通，这种损伤称为闭合性颅脑损伤。外界暴力造成脑的器质性损伤称脑挫裂伤。脑挫裂伤在受伤的当时多出现昏迷，可出现不同程度的局限性体征，如偏瘫、麻木、失语等。

6.1.4 颅脑损伤的临床诊断

根据病史和临床症状可明确诊断。

6.2 头针技术在颅脑损伤中的应用

头针选区 根据体征分别选对侧运动区、感觉区、足运感区等（图33、

34）。

治疗体会　急性期应外科抢救，待病情稳定神志清醒后，可行头针治疗偏瘫、麻木、失语等症。根据现代医学脑细胞不可再生的理论，针刺头部对脑挫裂伤（部分脑细胞坏死）引起的偏瘫、麻木、失语等症，就应无明显治疗作用。但是，头针的运动区、感觉区等，经实践证明对脑挫裂伤引起的偏瘫、麻木、失语等，不仅有效，而且有见效快、基本治愈率相对较高的特点。特别是对小儿闭合性颅脑损伤后引起的肢体偏瘫有独特疗效。

7 颅内炎症

7.1 颅内炎症概述

7.1.1 颅内炎症的概念

颅内炎症包括颅内脑和脑膜各种炎症。各种脑炎、脑膜炎均属此范围。

脑炎、脑膜炎，多数起病较急。常有高热、昏迷，有些可伴有抽风。脑脊液有炎性改变可进一步确诊。一般患者，经内科常规处理后，病情逐渐好转。有部分患者因脑实质损害，留有肢体瘫痪、麻木、失语、视力障碍等。

7.1.2 颅内炎症的病因病理

颅内感染是由病毒、细菌、真菌、立克次体、螺旋体或寄生虫等多种感染引起。中枢神经系统的脑实质、被膜及血管等组织均可受累。其感染途径包括血行感染、直接感染和逆行感染。肉眼观，脑脊膜血管高度扩张充血，病变严重的区域，蛛网膜下隙充满灰黄色脓性渗出物，边缘病变较轻的区域，可见脓性渗出物沿血管分布。镜下，蛛网膜血管高度扩张充血，蛛网膜下隙增宽，其中有大量中性粒细胞及纤维蛋白渗出和少量单核细胞、淋巴细胞浸润。用革兰染色，在细胞内外均可找到致病菌。

7.1.3 颅内炎症的临床表现

在临床上除了发热等感染性全身性症状外，还有一系列神经系统症状，表现为以下几方面。

1）颅内压升高症状：头痛、喷射性呕吐、小儿前囟饱满等。如伴有脑水肿，则颅内压升高更加显著。

2）脑膜刺激症状：颈项强直。在婴幼儿期，由于腰背肌肉发生保护性痉挛可引起角弓反张。此外，Kernig 征（屈髋伸膝征）阳性，部分患者可有 Brudzinski 征阳性。

3）脑神经麻痹：脑膜炎累及相应脑神经，因而引起相应的神经麻痹。

4）脑脊液的变化：压力上升，混浊不清，含大量脓细胞，蛋白增多，糖减少，经涂片和培养检查可找到病原体。脑脊液检查是本病诊断的一个重要依据。

7.1.4 颅内炎症的临床诊断

根据临床症状和体征，以及腰椎穿刺结果可明确诊断。

7.2 头针技术在颅内炎症中的应用

头针选区 选体征对侧运动区、感觉区、足运感区、视区等（图30、33、34）。

治疗体会 急性期有高热、昏迷等症，应行内科常规治疗，待病情稳定、神志清醒后，留有瘫痪、麻木、失语、失明等，可头针治疗。疗效差异性较大，部分患者可获基本痊愈。有些病例在短时间内看不出效果，这可能和脑实质病理损害的程度及范围有关。

8 抑郁症

8.1 抑郁症概述

8.1.1 抑郁症的概念

抑郁症又称抑郁障碍，以显著而持久的心境低落为主要临床特征，是心境障碍的主要类型之一。临床可见心境低落与其处境不相称，消沉情绪可从闷闷不乐到悲痛欲绝，抑郁自卑，甚或悲观厌世，可以有自杀企图或行为，甚或出现木僵状态；部分病例可有明显的焦虑和运动性激越；严重者会出现幻觉、妄想等精神病性症状。发作每次持续至少2周以上，长者甚或数年，多数病例可见反复发作的倾向，每次发作大多可以缓解，部分可见残留症状或转为慢性。

8.1.2 抑郁症的病因病理

(1) 西医病因病理

1) 遗传因素：抑郁症有明显的家族聚集倾向，家系调查和双生子的研究发现，遗传在抑郁症的发生中有一定的作用。

2) 生理生化因素：患者交感神经的兴奋性增高，肾上腺素、甲状腺素分泌增高，对于应激性刺激的适应速度减慢。生化方面研究认为大脑额叶及边缘系统的 NE 能系统、GABA 能系统、5-HT 能系统异常与抑郁症的发生有关。

3) 器质性损害：部分患者有脑损伤史，或是右侧颞叶皮质萎缩等。

4) 应激事件：患者在起病之前存在一个重要的应激事件，起病前的一段时间内生活事件较正常人明显增多。

5) 个性与环境因素：应激事件作为一种诱发因素，是在性格基础上发挥作用的。个性古板、严肃、多愁善感、悲观、保守、敏感、孤僻的人易患抑郁症。其与父母的性格特征及社会的教育方式也有一定的关系。

(2) 中医病因病机

抑郁症属中医郁病范畴，郁病的病因总属情志内伤，发病与肝的关系最为密切，其次涉及心、脾。肝气郁结、脾失健运、心失所养，脏腑阴阳气血失调是郁证的主要病机。

1) 愤懑郁怒，肝郁气滞：憎恨厌恶、恼怒愤懑等精神因素，都可导致肝失条达，气机不畅，致肝气郁结而成气郁，这是郁病主要的病机。

2）思虑忧愁、脾失健运：因思虑忧愁，精神紧张，或长期伏案劳心，致脾气郁结，或肝气郁结横逆侮脾，均可致脾失健运。若脾不能消磨水谷，致食积不消，形成食郁；若不能运化水湿，致水湿内停，形成湿郁；水湿内聚，凝而为痰浊，形成痰郁；火热伤脾，饮食减少，气血生化乏源，可导致心脾两虚。

3）情志过极，心失所养：因所愿不遂、忧愁悲哀等精神因素，损伤心气，致心气不足，则心悸、短气、自汗；耗伤心阴致心阴亏虚，心火亢盛，故心烦、低热、面色潮红、脉细数；心失所养，心神失守，致精神惑乱，或悲伤哭泣，哭笑无常。

8.1.3 抑郁症的临床表现

（1）核心症状

抑郁的核心症状包括心境或情绪低落、兴趣缺乏及乐趣丧失。这是抑郁的关键症状，诊断抑郁状态时至少应包括此三种症状中的一种。

1）情绪低落：患者体验到情绪低落、悲伤。在抑郁发作的基础上患者会感到绝望、无助和无用。

2）兴趣缺乏是指患者对各种以前喜爱的活动缺乏兴趣，如文娱、体育活动、业余爱好等。典型者对任何事物无论好坏都缺乏兴趣，离群索居，不愿见人。

3）乐趣丧失是指患者无法从生活中体验到乐趣，或者说快感缺失。

（2）心理综合征

抑郁发作包含很多心理学症状，可分心理学伴随症状（焦虑、自责自罪、精神病性症状、认知症状及自杀观念和行为、自制力等）及精神运动性症状（精神运动性兴奋与精神运动性激越等）。

（3）躯体综合征

多为睡眠紊乱，性功能减退或丧失，食欲紊乱，非特异性躯体症状譬如疼痛、全身不适、精力丧失、自主神经功能紊乱等。

8.1.4 抑郁症的临床诊断

（1）西医诊断

抑郁症的临床诊断主要参考 ICD-10 诊断标准。

抑郁发作的一般标准包括以下几点：①持续发作，须持续至少 2 周。②在患者既往的生活中，不存在足以符合轻躁狂或躁狂标准的轻躁狂或躁狂发作。③不是由于精神活性物质或者器质性精神障碍所致。

抑郁发作的症状分为两大类，可以粗略地将之分别称为核心症状和附加症状。

1）抑郁发作的核心症状

a. 抑郁心境，对个体来讲肯定异常，存在于1天中大多数时间内，且几乎天天如此，基本不受环境影响，持续至少2周。

b. 对平日感兴趣的活动丧失兴趣、愉快感。

c. 精力不足或者过度疲劳。

2）抑郁发作的附加症状

a. 自信心的丧失和自卑。

b. 无理由的自责或过分的和不适当的罪恶感。

c. 反复出现死或自杀的想法，或是任何一种自杀行为。

d. 主诉或者有证据表明存在思维或者注意力的降低，如犹豫不决或是踌躇。

e. 精神运动性活动的改变，见激越或迟滞（主观感受或客观证据均可）。

f. 任何类型的睡眠障碍。

g. 食欲发生改变（减少或增加），伴相应体重变化。

（2）中医诊断

1）以忧郁不畅、情绪不宁、胸胁胀满疼痛为主要临床表现，或有易怒易哭，或有咽中如有异物，吞之不下，咯之不出的特殊症状，称之为"梅核气"。

2）患者大多数有忧愁、焦虑、悲哀、恐惧、愤懑等情志内伤的病史。并且郁病病情的反复常与情志因素密切相关。

3）多发于青中年女性。无其他病证的症状及体征。

8.2　头针技术在抑郁中的应用

头针选区　精神情感控制区，制狂区。

部位指示　精神情感控制区在前后正中线旁2cm，从血管舒缩区开始向前引4cm长的直线。制狂区在平衡区中间（图35、43）。

治疗体会　对抑郁症情绪低落、睡眠障碍、躯体各种不适多有良效。精神情感控制区对应的皮质区正好是大脑前额叶，额叶前区额叶联合区与认知、情感和精神活动有密切关系。头针刺激此区可以很好地改善精神情感症状，进而间接改善抑郁症患者的睡眠障碍、自主神经症状、头痛、头晕等躯体症状，很好的帮助患者回归社会、拥抱美好生活。

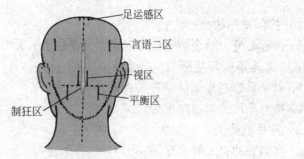

图 43　制狂区针刺部位指示

9 失眠症

9.1 失眠症概述

9.1.1 失眠症的概念

失眠症指入睡和睡眠维持困难所致的睡眠质量或数量不能达到正常生理需要，从而影响白天社会功能的一种主观体验，是最常见的睡眠障碍。失眠症的患病率非常高，欧美等国家患病率为20%～30%，在中国香港进行的一项研究发现，失眠症发病率为5.9%左右。

9.1.2 失眠症的病因病理

(1) 西医病因病理

失眠症的原因主要可以归结为躯体、生理、心理、精神疾病和药物5个方面，由于其英文第一个字母均为P，所以简称为5个"P"。

第一个"P"指躯体因素，即因身体疾病造成的失眠，如心脏病、哮喘、关节炎、骨关节病、肠胃病、高血压、外伤等。

第二个"P"指生理因素，如乘车、船、飞机时睡眠环境的变化。

第三个"P"指心理因素，如烦躁不安、焦虑或情绪低落、心情不愉快等。

第四个"P"指精神疾病因素。

第五个"P"指药物因素。

(2) 中医病因病机

1) 情志所伤或者因情志不遂，肝气郁滞，肝郁化火，邪火内扰心神，心神不安导致不寐。或因五志过极，心火内炽，心神扰动故不寐。亦可因思虑太过，损伤心脾，心血暗耗，神不守舍，脾虚生化乏源，营血亏虚，无以奉养心神，即《类证治裁·不寐》曰："思虑伤脾，脾血亏损，经年不寐。"

2) 饮食不节，脾胃受损，宿食停滞于中，胃气失和，阳气浮越于外，致寐不安，如《张氏医通·不得卧》云："脉滑数有力不得卧者，中有宿滞痰火，此为胃不和则卧不安也。"或因过食肥甘厚味，酿生痰热，扰心神而不眠。或因饮食不节，脾胃受伤，脾失健运，气血生化不足，心血不足，心神失养而失眠。

3) 病后、年迈及久病血虚、产后失血、年迈血少等，致心血不足，心失所养，心神不安故不寐。恰如《景岳全书·不寐》所说："无邪而不寐者，必营气之不足也，营主血，血虚则无以养心，心虚则神不守舍。"

4）禀赋不足，心虚胆怯，素体阴盛，兼因房劳过度，肾阴暗耗，不能上奉于心，水火不济，心火独亢；亦或肝肾阴虚，肝阳偏亢，火盛神动，心肾不交而神志不宁。譬如《景岳全书·不寐》说："真阴精血不足，阴阳不交，而神有不安其室耳。"亦有因心虚胆怯，暴受惊恐，神魂不安，以致夜不能寐或寐而不酣，像《杂病源流犀烛·不寐多寐源流》说："有心胆惧怯，触事易惊，梦多不祥，虚烦不寐者。"

综上所述，失眠的病因很多，然以情志、饮食或气血亏虚等内伤病因为多，因这些病因引起心、肝、胆、脾、胃、肾的气血失和、阴阳失调，基本病机以心血虚、胆虚、脾虚、肾阴亏虚引起心失所养及由心火偏亢、肝郁、痰热、胃失和降导致心神不安两方面为主。其病位在心，与肝、胆、脾、胃、肾关系密切。失眠虚证多由心脾两虚，心虚胆怯，阴虚火旺，引起心失所养而致。失眠实证则多由心火炽盛，肝郁化火，痰热内扰，致心神不安引起。然失眠久病也可表现为虚实兼夹，或由瘀血所致，所以清代王清任用血府逐瘀汤治疗失眠。

9.1.3 失眠症的临床表现

1）患者诉失眠：包括入睡困难（卧床30分钟没有入睡）、易醒、觉醒频繁（每夜超过2次）、多梦、早醒或者醒后再次入睡时间超过30分钟，总睡眠时间小于6小时。上述情况有1项以上，并伴见多梦、醒后有头昏、乏力等不适症状。

2）社会功能受损：白天出现头昏、乏力精力不足、疲劳昏昏欲睡及注意力不集中等症状，严重者还会出现认知能力下降进而影响工作、学习。

3）上述情况至少每周3次，至少持续1个月。

9.1.4 失眠症的临床诊断

(1) 西医诊断

1）患者主诉有失眠：包括入睡困难（卧床30分钟没有入睡）、易醒、频繁觉醒（每夜超过2次）、多梦、早醒或醒后再次入睡超过30分钟，总睡眠时间不超过6小时。有上述情况1项以上，同时伴有多梦、醒后有头昏、乏力等不适症状。

2）社会功能受损：白天有头昏、乏力精力不足、疲劳昏昏欲睡及注意力不集中等症状，严重者出现认知能力下降从而影响工作和学习。

3）上述情况每周出现3次以上，持续至少1个月。

4）排除各种神经、精神和躯体疾病导致的继发性失眠。

5）多导睡眠图提示睡眠潜伏期大于 30 分钟，夜间觉醒时间超过 30 分钟，每夜睡眠总时间少于 6 小时。

(2) 中医诊断

1）轻者入睡困难或睡而易醒，醒后不寐，连续 3 周以上，重者彻夜难眠。

2）常伴有头痛头昏、心悸健忘、神疲乏力、心神不宁、多梦等。

3）经各系统及实验室检查，未发现有妨碍睡眠的其他器质性病变。

9.2　头针技术在失眠症中的应用

头针选区　精神情感控制区，制狂区。

部位指示　精神情感控制区在前后正中线旁 2cm，从血管舒缩区开始向前引 4cm 长的直线。制狂区在平衡区中间（图 35、43）。

操作规程　进针方向与头皮呈 15°~30°角，分别刺激精神情感控制区、制狂区，留针时间可延长至 1 小时，其间隔 20 分钟行针 1 次，每次行针 3 分钟。

注意事项　常规治疗均在上午进行，如有可能，失眠症患者晚上行头针治疗疗效更好。

治疗体会　对原发性失眠症多有良效。

10　原发性高血压

10.1　原发性高血压概述

10.1.1　原发性高血压的概念

原发性高血压是以血压升高为主要临床表现，伴或不伴有多种心血管危险因素的综合征，通常简称为高血压。高血压的标准是根据临床及流行病学资料人为界定的，目前我国采用国际上统一的分类标准，高血压定义为收缩压（SBP）≥140mmHg和（或）舒张压（DBP）≥90mmHg。高血压是多种心、脑血管疾病的重要病因和危险因素，影响重要脏器如心、脑、肾的结构和功能，最终导致这些器官的功能衰竭，目前仍是心血管疾病死亡的主要原因之一。

本病属于中医学的"眩晕"、"头痛"范畴。

10.1.2　原发性高血压的病因病理

（1）西医病因病理

高血压是遗传易患性和环境因素相互作用的结果。高血压具有明显的家族聚集性，约60%高血压患者可询问到高血压家族史。高血压的遗传可能存在主要基因显性遗传和多基因关联遗传两种方式。不仅高血压的发生率体现遗传性，而且在血压的高度、并发症的发生等方面也有遗传性。环境因素包括饮食中钠盐过多及低钙、低钾饮食、饮酒等。精神刺激、超重或肥胖、服避孕药、阻塞性睡眠呼吸暂停综合征等也是发病的原因。

高血压早期无明显病理改变，仅为全身细小动脉痉挛。长期高血压引起全身小动脉硬化，表现为小动脉中层平滑肌细胞增殖和纤维化管壁增厚、管腔狭窄，导致重要靶器官如心、脑、肾缺血损伤。①心脏：主要是左心室肥厚和扩大，称高血压心脏病，最终导致心力衰竭。②脑部小动脉硬化及血栓形成可致脑梗死。长期高血压使脑血管形成微动脉瘤，破裂时发生脑出血。急性血压升高时，脑小动脉痉挛、缺血、渗出，导致高血压脑病。③肾：高血压使肾小球囊内压力升高，肾小球纤维化、萎缩，最终导致肾衰竭。

（2）中医病因病机

本病与情志失调、饮食不节、久病过劳及肾精亏损等因素有关。

1）情志失调：精神紧张或忧郁太过，肝失条达，肝气郁结，气郁化火，或恼怒伤肝，肝阳上亢，清空被扰，发为眩晕、头痛。

2）饮食不节：嗜食肥甘厚味，或饥饱无度，损伤脾胃，或忧思伤脾，以致脾虚健运失司，聚而生痰，痰湿中阻，上犯头目，或饮食不足，清空失养，发为眩晕、头痛。

3）久病过劳：久病、过劳可致气血不足，清空失养，发为眩晕、头痛。

4）肾精亏损：先天禀赋不足或年老肾精亏虚，髓海不足，脑失所养亦致眩晕。

随病程的延续，病情进一步发展，殃及血分，可致血行不畅，瘀阻脉络。久病不愈，可致阴损及阳、阴阳两虚，累及心、脑、肾出现中风、胸痹、心痛、喘证、水肿等危候。

10.1.3 原发性高血压的临床表现

大多为中年以后发病，有家族史者发病年龄可较轻。大多数起病缓慢、渐进，一般缺乏特殊的临床表现。约 1/5 患者无症状，仅在测量血压时或发生心、脑、肾等并发症时才被发现。一般常见症状有头晕、头痛、头胀、颈项板紧、疲劳、心悸、注意力不集中、失眠等，呈轻度持续性，多数症状可自行缓解，在紧张或劳累后加重。症状与血压水平有一定相关性，因高血压性血管痉挛或扩张所致典型的高血压头痛在血压下降后即可消失。如果突然发生严重头晕与眩晕，要注意可能是短暂性脑缺血发作或者过度降压、直立性低血压，这在高血压合并动脉粥样硬化、心功能减退者身上容易发生。高血压患者还可出现受累器官的症状，如胸闷、气短、心绞痛、多尿等。

10.1.4 原发性高血压的临床诊断

高血压诊断主要根据诊所测量的血压值，采用经核准的水银柱或电子血压计，测量安静坐位时上臂肱动脉部位血压。按 1998 年第七届世界卫生组织/国际高血压联盟高血压大会制定的标准：即静息时收缩压≥140mmHg 和（或）舒张压≥90mmHg，可诊断为高血压。是否血压升高，不能仅凭 1 次或 2 次诊所血压测量值来确定，需要一段时间的随访，观察血压变化和总体水平。根据血压升高水平分为 1、2、3 级（表 4）。

表4 高血压分级

类别	收缩压（mmHg）	舒张压（mmHg）
正常血压	<120	<80
正常高值	120～139	80～89
高血压1级（轻度）	140～159	90～99
高血压2级（中度）	160～179	100～109
高血压3级（重度）	≥180	≥110
单纯收缩期高血压	≥140	<90

10.2 头针技术在原发性高血压中的应用

头针选区 双侧血管舒缩区上1/2，每天1次（图44）。

治疗体会 对各期高血压均有不同程度疗效；少数病例首次治疗后，即可出现明显疗效。

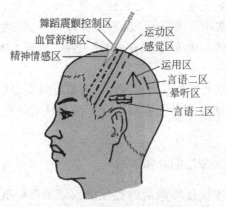

舞蹈震颤控制区
血管舒缩区
精神情感区
运动区
感觉区
运用区
言语二区
晕听区
言语三区

图44 双侧血管舒缩区针刺部位指示

11　感冒

11.1　感冒概述

11.1.1　感冒的概念

感冒是指感受风邪或时行病毒，引起肺卫功能失调，出现鼻塞、流涕、喷嚏、头痛、恶寒、发热、全身不适、脉浮等为主要临床表现的一种外感疾病。感为感受，冒为触冒，感冒即感受触冒风邪而致病。

本病四季均可发病，但以冬春季节为多。感受当令之气而病情轻者多称为伤风、伤风感冒、冒风或冒寒。病情重者多与感受非时之邪有关，为重伤风。西医称这类感冒为上呼吸道感染。在一段时间内广为流行，病情类似者，称为时行感冒（西医称流行性感冒）。

11.1.2　感冒的病因病理

（1）西医病因病理

感冒有普通感冒与时行感冒之分，中医学感冒与西医学感冒基本相同，普通感冒相当于西医学的普通感冒、上呼吸道感染，时行感冒相当于西医学的流行性感冒。

急性上呼吸道感染有70%~80%由病毒引起，少数由细菌感染引起，有一定传染性。其感染的主要表现为鼻炎、咽喉炎或扁桃体炎。

当有受凉、淋雨、过度疲劳等诱发因素，使全身或呼吸道局部防御功能降低时，原已存在于上呼吸道或从外界侵入的病毒或细菌可迅速繁殖，引起上呼吸道黏膜充血、水肿、上皮细胞坏死、炎症细胞浸润等病理改变。尤其是老幼体弱或有慢性呼吸道疾病如鼻窦炎、扁桃体炎者，更易罹病。

西医的普通感冒，以鼻咽部卡他症状为主要表现。起病较急，初期有咽干、咽痒或烧灼感，发病同时或数小时后，可有喷嚏、鼻塞、流清水样鼻涕，或是咽干、咽痒，2~3天后鼻涕变稠。可伴咽痛、头痛，有时可有听力减退，也可出现流泪、味觉迟钝、呼吸不畅、声嘶、少量咳嗽等。一般无发热及全身症状，或仅有低热、不适、轻度畏寒和头痛。检查可见鼻腔黏膜充血、水肿、有分泌物，咽部轻度充血。如无并发症，一般经5~7天痊愈。

流行性感冒常有明显的流行，为流感病毒引起，也可为散发。取患者鼻洗液中黏膜上皮细胞的涂片标本，用荧光标记的流感病毒免疫血清染色，置荧光显微镜下检查，有助于早期诊断，或病毒分离或血清学诊断可供鉴别。

(2) 中医病因病机

感冒时由于六淫、时行病毒侵袭人体而致病，风邪为主因。

1) 风邪：六淫病邪风、寒、暑、湿、燥、火均可为感冒的病因。风邪是引起本病的主要外因：气候骤变，淋雨受凉，出汗后伤风易致风邪侵袭而患病。不同季节，风邪常兼夹当令之气相合为病：冬季，风与寒合，多为风寒证；春夏之交，风与热合，多为风热证；夏秋之交，多夹暑湿，为风暑夹湿证；秋季夹燥，梅雨季节夹湿邪等。以风寒、风热多见。

2) 时行病毒：时行病毒是一种具有强烈传染性的外在致病因素，这种邪气的特点是致病性强，从口鼻而入，有传染性，易于流行，时行病毒也可兼夹寒、热暑、湿、燥邪，但以风寒、风热居多。

外邪入侵，发病与否取决于：邪气的强弱、人体正气的强弱、卫气的防御功能。气候突变，冷热失常，六淫时邪猖獗致肺卫调节疏懈。生活起居不当，过度疲劳致腠理不密，营卫失和，体质虚弱，卫外不固以致虚体感邪。

感冒的病位主要在肺卫，基本病机为外邪影响肺卫功能失调，导致卫表不和。预后多良好，病程较短而易愈；感受时行病毒者，病邪从表入里，传变迅速，病情急且重。老年、婴幼儿、体弱者、时行感冒重症须防止发生传变，或夹杂其他疾病。

11.1.3 感冒的临床表现

感冒起病较急，多骤然发病，无潜伏期（或潜伏期极短）。病程短，少者3~5天，多者7~8天。以肺卫症状为主症，如鼻塞、流涕、喷嚏、咳嗽、恶寒、发热、全身不适等。症状表现呈多样化，以鼻咽部痒、干燥、不适为早期症状，继则喷嚏、鼻塞、鼻涕或疲乏、全身不适等，轻则上犯肺窍，症状不重，易于痊愈；重则高热、咳嗽、胸痛，呈现肺卫证候。

时行感冒起病急，全身症状较重，鼻咽部症状较轻，常表现为高热，体温可达39~40℃，全身酸痛，待热退之后，鼻塞流涕、咽痛、干咳等肺系症状始为明显。重者高热不退，喘促气急，唇甲发绀，甚则咯血，部分患者出现神昏谵妄，小儿可发生惊厥，出现传变。

11.1.4 感冒的临床诊断

(1) 西医诊断

1) 外感病史、鼻咽部发炎的症状和体征。

2）血常规检查：病毒性感染见白细胞计数正常或偏低，淋巴细胞比例升高。细菌感染有白细胞计数与中性粒细胞增多和核左移现象。

3）病毒和病毒抗原的测定。一般无需明确病原学检查。需要时可用免疫荧光法、酶联免疫吸附检测法、血清学诊断法和病毒分离鉴定，以判断病毒的类型，区别病毒和细菌感染。细菌培养判断细菌类型和药敏试验。

4）结合症状、周围血常规和胸部 X 线检查可作出临床诊断。

（2）中医诊断

1）根据气候突然变化，有伤风受凉、淋雨冒风的经过，或时行感冒正流行之际。

2）起病较急，病程较短，病程 3~7 天，普通感冒一般不传变。时行感冒可传变入里，变生他病。

3）典型的肺卫症状，初起鼻咽部痒而不适，恶风或恶寒、发热、鼻塞、流涕、咳嗽、喷嚏、语声重浊或声嘶、头痛、咽痛、肢体酸痛等。部分患者病及脾胃，而兼有胸闷、恶心、呕吐、食欲减退、大便稀溏等症。

4）时行感冒——呈流行性，在同一地区、同一时期发病人数剧增，迅速蔓延。症状类似，病情较普通感冒为重：起病急，全身症状显著，恶寒，头痛，发热（常高热），周身酸痛，疲乏无力。而肺系症状较轻。

5）四季皆可发病，以冬春季为多见。

11.2 头针技术在感冒中的应用

头针选区 双侧胸腔区及感觉区上 2/5，每天 1 次（图 45、图 46）。

治疗体会 部分病例可使症状缓解。

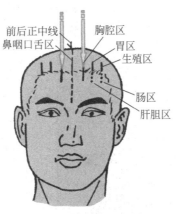

图 45 胸腔区针刺部位指示

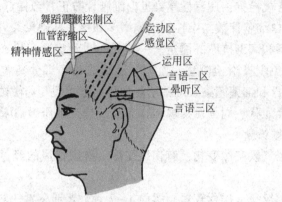

图46　感觉区针刺部位指示

12 支气管哮喘

12.1 支气管哮喘概述

12.1.1 支气管哮喘的概念

支气管哮喘（简称哮喘）是由多种炎性细胞（如嗜酸粒细胞、肥大细胞、T淋巴细胞、中性粒细胞、气道上皮细胞等）和细胞组分参与的气道慢性炎症性疾病。这种慢性炎症与气道高反应性相关，通常出现广泛多变的可逆性气流受限，并引起反复发作性的喘息、气急、胸闷或咳嗽等症状，伴哮鸣音，常在夜间和（或）清晨发作、加剧，多数患者可自行缓解或经治疗缓解。支气管哮喘如诊治不及时，随病程的延长可产生气道不可逆性缩窄和气道重塑。而当哮喘得到控制后，多数患者很少出现哮喘发作，严重哮喘发作则更少见。在我国，半数以上在12岁以前发病，多有家族史。

12.1.2 支气管哮喘的病因病理

（1）西医病因病理

哮喘的病因还不十分清楚，大多认为同时受遗传因素和环境因素的双重影响。哮喘与多基因遗传有关，目前，哮喘的相关基因尚未完全明确，但有研究表明存在有与气道高反应性（表现为气道对各种刺激因子出现过早或过强的收缩反应）、IgE 调节和特应性反应相关的基因，这些基因在哮喘的发病中起着重要作用。环境因素中主要包括某些变应原或激发因素，如尘螨、花粉、真菌、动物毛屑、二氧化硫、氮气等各种特异和非特异性吸入物；感染，如细菌、病毒、原虫、寄生虫等；食物，如鱼、虾、蟹、蛋类、牛奶等；药物，如普萘洛尔（心得安）、阿司匹林等；气候变化、运动、妊娠等都可能是哮喘的激发因素。

疾病早期，无明显病理变化。急性发作期或晚期肉眼可见肺膨胀及肺气肿，可出现肺不张。显微镜下可见支气管平滑肌痉挛、肥厚，支气管分泌物增加，气道上皮下有肥大细胞、肺泡巨噬细胞、嗜酸粒细胞、淋巴细胞与中性粒细胞浸润，气道黏膜下组织水肿，微血管通透性增加，纤毛上皮细胞脱落及杯状细胞增殖等病理改变。

(2) 中医病因病机

祖国医学认为哮喘是宿痰内伏于肺，与遗传、体质、环境、外感、饮食、劳倦等因素有关。哮喘的基本病因病机为痰阻气道，肺气宣降失常。发作期以实证为主，缓解期以虚证居多。

哮喘患者素有宿痰内伏，多为肺、脾、肾三脏阳气虚损。嗜食肥甘厚腻和生冷，致脾虚运化失职，则痰浊内生，上贮于肺；肾为人体阳气之根，主纳气，若肾精亏损，摄纳无权以致动则气促，呼吸困难；外感风热或风寒之邪，邪蕴于肺致肺气宣降失常，导致痰鸣气促。哮喘患者多因先天禀赋不足，肾气亏虚，摄纳失常，水泛为痰。部分患儿随年龄增长，肾气渐充，可逐渐痊愈。

12.1.3 支气管哮喘的临床表现

患者多在接触变应原、冷空气、运动或是上呼吸道感染等刺激后出现，一般有季节性，为发作性伴有哮鸣音的呼气性呼吸困难、发作性胸闷和咳嗽。重者被迫采取坐位或呈端坐呼吸，干咳或咳大量白色泡沫痰，甚至出现发绀等，有时咳嗽可为唯一的症状（咳嗽变异型哮喘）。哮喘症状可在数分钟内发作，持续数小时至数天，用支气管舒张药或自行缓解。某些患者在缓解数小时后可再次发作，多在夜间及凌晨发作和加重是哮喘的特征之一。

12.1.4 支气管哮喘的临床诊断

(1) 西医诊断

1）反复发作的喘息、呼吸困难、胸闷或咳嗽，多与接触变应原、冷空气、理化刺激、上呼吸道感染、运动等有关。

2）发作时在双肺可闻及散在或弥漫性，以呼气相为主的哮鸣音，呼气相延长。

3）上述症状可经治疗缓解或自行缓解。

4）除外其他疾病所引起的喘息、呼吸困难、胸闷和咳嗽。

5）临床表现不典型者应有下列三项中至少一项阳性：①支气管激发试验或运动试验阳性；②支气管舒张试验阳性；③昼夜 PEF 变异率≥20%。

符合1）~4）条或4）、5）条者，可以诊断为支气管哮喘。

(2) 中医诊断

1）多与先天禀赋有关，有过敏史或家族史。

2）呈反复发作性。常由气候突变、饮食不当、情志失调、劳累等诱发。

3）发作时多突然，可见鼻痒、喷嚏、咳嗽、胸闷等先兆。喉中有明显哮鸣声，呼吸困难不能平卧甚至面色苍白，口唇指甲发绀，约数分钟、数小时后缓解。

4）平时可如常人。

12.2　头针技术在支气管哮喘中的应用

头针选区　双侧胸腔区。每天 1 次（图 45）。

治疗体会　部分患者治疗后可使症状缓解。

13 腹泻

13.1 腹泻概述

13.1.1 腹泻的概念

腹泻是临床上常见的症状，是指排便次数增多（>3 次/d），粪便量增加（>200g/d），粪质稀薄（含水量>85%）。

13.1.2 腹泻的病因病理

(1) 西医病因病理

本病病因多见，包括胃肠道疾病如胃痛、萎缩性胃炎、胃切除术后、肠易激综合征、肠道菌群失调、原发性小肠吸收不良等。肝、胆道、胰腺疾病如慢性肝炎、慢性胰腺炎等，或是甲状腺功能亢进、糖尿病、食物过敏等多种因素。

从病理生理角度分析，腹泻主要有以下四种机制：渗透性腹泻、分泌性腹泻、渗出性腹泻和胃肠动力失常。但在临床上多是由多种机制共同完成的。

(2) 中医病因病机

1）感受外邪寒、暑、湿、热致脾胃失调，而发为泄泻。

2）饮食不洁或过量，伤于脾胃，健运失司，升降失调，清浊不分，发为泄泻。

3）情志失调，肝气郁结，忧思伤脾，脾失健运，故泄泻。

4）病后体虚，脾胃受损，水谷不化，水反为湿，故泄泻。

5）禀赋不足，素体脾胃虚弱，不能受纳运化某些食物而泄泻。

本病病位在肠，关键病变脏腑为脾，与肝、肾密切相关。基本病机为脾胃受损，运化失司，小肠无以分清别浊，大肠传化失司，发为泄泻。

13.1.3 腹泻的临床表现

排便次数增多（>3 次/d），粪便量增加（>200g/d），粪质稀薄（含水量>85%）。起病可急可缓。或因饮食不洁，或因情绪、外邪诱发。

13.1.4　腹泻的临床诊断

(1) 西医诊断

腹泻的病因诊断或原发病诊断需从病史、症状、体征和实验室检查中获得依据，如可从起病、病程、腹泻次数、粪便性质、腹泻与腹痛的关系、伴随症状和体征、缓解和加重的因素获得依据。可结合粪便检查、内镜检查和影像学检查以明确。

(2) 中医诊断

起病或急或缓。部分可有暴饮暴食或误食不洁食物的病史。迁延日久，时发时止者，常由外邪、饮食、情志等因素而诱发。以粪质稀溏，或完谷不化，或如水样，大便次数增多，每日三五次，甚至十余次为主症，伴腹痛、腹胀、肠鸣。

13.2　头针技术在腹泻中的应用

头针选区　双侧足运感区及生殖区，每天1次（图47、48）。
治疗体会　部分病例能使症状缓解。

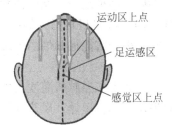

图47　足运感区针刺部位指示

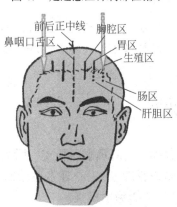

图48　生殖区针刺部位指示

14 耳鸣

14.1 耳鸣概述

14.1.1 耳鸣的概念

耳鸣是指客观无声音，患者主观感到耳内有异常的声音持续或间断存在。耳鸣是听觉功能紊乱的一种常见症状。

14.1.2 耳鸣的病因病理

(1) 西医病因病理

耳鸣的常见病因有外耳道炎、耵聍栓塞、中耳炎、咽鼓管阻塞、耳硬化症等外耳和中耳病变，以及梅尼埃病、蜗神经瘤、噪声性聋、药物中毒性聋、老年性聋等内耳疾病。一些全身性疾病也可引起耳鸣，如高血压、低血压、动脉硬化、贫血、白血病、肾病、糖尿病、神经官能症和烟酒过度等。

(2) 中医病因病机

中医学认为，耳为肾之窍，为十二经脉所灌注，内通于脑。其病因病机可有肾气不足、脾胃虚弱、情志失调、脾胃湿热、风热外乘等几种。

14.1.3 耳鸣的临床表现

耳鸣的表现多种多样，常见描述有蝉鸣声、汽笛声、蒸汽机声、嘶嘶声、铃声等。有的间歇性出现，有的持续不停，轻者安静时觉耳鸣，重者工作学习均受影响。

14.1.4 耳鸣的临床诊断

(1) 西医诊断

耳鸣的诊断包括：采集病史，耳鼻喉科检查，听力学检查（如高频听力损失及听力损失导致听觉交流障碍程度等），心理素质诊断（如性格特征、心理承受能力及抑郁症、焦虑程度等），影像学检查。

(2) 中医诊断

耳内鸣响，如闻潮声，或细或暴，妨碍听觉。

14.2 头针技术在耳鸣中的应用

头针选区 双侧晕听区，每天 1 次（图 36）。

治疗体会 对间断性耳鸣比持续性耳鸣效果好。有部分病例，首次治疗后，即可出现效果，数次治疗后，即可使耳鸣消失。

15 神经性耳聋

15.1 神经性耳聋概述

15.1.1 神经性耳聋的概念

凡是病变影响耳蜗神经（自螺旋神经节至耳蜗神经进入脑干处）所产生的听力障碍，称神经性耳聋。其特点是气传导和骨传导都障碍，听力明显障碍。

15.1.2 神经性耳聋的病因病理

(1) 西医病因病理

1）在患病后连续使用抗生素如链霉素、卡那霉素、庆大霉素等所引起的中毒性耳聋。

2）由病毒感染或内耳血管栓塞引起的突发性耳聋。

3）患传染病如脑膜炎、麻疹、伤寒等所致的传染性耳聋。

4）由外伤或爆震、噪声引起的爆震性耳聋等。

(2) 中医病因病机

中医学认为，耳为肾之窍，为十二经脉所灌注，内通于脑。其病因病机可有风热侵袭、肝火上扰、痰火郁结、肾精亏损、脾胃虚弱等几种。

15.1.3 神经性耳聋的临床表现

神经性耳聋是指病变位于螺旋器的毛细胞蜗神经或各级听中枢对声音的感受与神经冲动的传导发生障碍所引起的听力下降甚至听力消失的一种病症。各种以前因素造成听觉神经损害而出现听力下降或者全聋的都属于神经性耳聋。神经性耳聋主要是有3种：感音神经性耳聋、传导神经性耳聋、混合神经性耳聋。神经性耳聋的临床表现以听力障碍减退甚至消失，患者常自觉耳中有蝉鸣或回荡其他各种周期声响为主。在安静环境中，患者由于感觉更强烈，明显可伴有发热、头痛烦躁、不安、腹胀、腰酸乏力等多种全身症状。

15.1.4   神经性耳聋的临床诊断

（1）西医诊断

单侧或双侧耳部不同程度的渐进性听力减退直至耳聋，伴有耳鸣、耳内闷塞感。

（2）中医诊断

不同程度的听力减退甚至听觉丧失，不闻外声。

15.2   头针技术在神经性耳聋中的应用

头针选区   双侧晕听区，每天 1 次（图 36）。

治疗体会   部分病例能使听力明显恢复或基本痊愈。

16 扭转痉挛

16.1 扭转痉挛概述

16.1.1 扭转痉挛的概念

扭转痉挛又称特发性扭转痉挛、扭转性肌张力障碍、原发性肌张力障碍。在临床上以肌张力障碍和四肢、躯干甚至全身的剧烈而不随意扭转为特征。在临床上分原因不明的原发性扭转痉挛和继发性扭转痉挛，多见于感染、血管疾病、中毒（药物等）、肿瘤。

16.1.2 扭转痉挛的病因病理

部分为基因突变所致。特发性扭转痉挛病因不明，多为散发。继发性扭转痉挛见于累及基底核的各种疾病，如感染（脑炎后）、变性（肝豆状核变性）、中毒（特别是一氧化碳及左旋多巴、吩噻嗪或丁酰苯类过量）、代谢障碍（基底核钙化、大脑类脂质沉积）、外伤和肿瘤等。

16.1.3 扭转痉挛的临床表现

本病主要的临床表现为躯干和四肢的不自主痉挛和扭转，动作形状又是奇异和多变的。头、颈、躯干、四肢及骨盆等引起全身的扭转或螺旋形运动为本病所特有。起病缓慢，往往先起于一脚或双脚。若四肢受累，则近端肌肉重于远端肌肉，颈肌受侵出现痉挛性斜颈。运动时或精神紧张时扭转痉挛加重，安静或睡眠中症状消失。

16.1.4 扭转痉挛的临床诊断

根据患者特异的临床表现均可明确诊断。

16.2 头针技术在扭转痉挛中的应用

头针选区 双侧舞蹈震颤控制区，每天1次（图42）。
治疗体会 对药物中毒致扭转痉挛，部分病例能恢复正常。

17 带状疱疹

17.1 带状疱疹概述

17.1.1 带状疱疹的概念

带状疱疹是一种首先侵犯第一感觉神经元及其相应皮肤区域的急性传染病，是由水痘-带状疱疹病毒引起。对此病毒无免疫力的儿童被感染后，可发生水痘。皮疹一般有单侧性和按神经节段分布的特点，有集簇性的疱疹组成，并伴有疼痛，年龄愈大，神经痛愈重。本病好发于成人，春秋季节多见。发病率随年龄增大而显著上升。

17.1.2 带状疱疹的病因病理

(1) 西医病因病理

人是水痘-带状疱疹病毒的唯一宿主，病毒经呼吸道黏膜进入血液形成病毒血症，发生水痘，部分患者被感染后成为带病毒者而不发生症状。由于病毒具有亲神经性，感染后可长期潜伏于脊髓神经后根神经节或者脑神经感觉神经节的神经元内，当机体抵抗力低下或劳累、感染、感冒时，潜伏病毒被激活，并沿神经纤维移至皮肤产生水疱，受侵犯的神经发生炎症、坏死，产生神经痛。本病愈后可获得较持久的免疫，故一般不会再发。

(2) 中医病因病机

祖国医学对本病的病因病机论述甚多，一般认为与风、湿、热、邪有关，多由湿热内蕴，感受毒邪，湿热毒邪互相搏结，壅滞肌肤为患。

17.1.3 带状疱疹的临床表现

发疹前可有轻度乏力、低热、纳差等全身症状，患处皮肤自觉灼热或者神经痛，此种疼痛的特征如灼如刺，触之有明显的痛觉过敏，持续 1～3 天，亦可无前驱症状即发疹。好发部位依次为肋间神经、颈神经、三叉神经和腰骶神经支配区域。患处常首先出现潮红，继之很快出现丘疹，簇状分布而不融合，然后发展成为群集的在红斑基础上的疱疹，各簇水疱群间皮肤正常。发疹也像其他症状一样，具有节段性分布，沿某一周围神经呈带状排列，多发生在身体的一侧，一般不超过正中线。几天后疱疹退去，疱干燥而成痂，痂脱落后，在皮肤上留有小的永久性瘢痕。但是局部的疼痛可能是几星期、几个月或无限期的继续下去，患者年龄愈大，"疱疹后神经痛"也愈多发生，有时可有严重的皮肤瘙痒。神经痛为本病特征之一。

17.1.4　带状疱疹的临床诊断

1）病变部位皮肤出现簇集成群水疱，沿一侧周围神经呈带状分布。

2）有明显的神经痛，伴局部淋巴结肿大。

3）水疱群中间皮肤正常。

17.2　头针技术在带状疱疹中的应用

头针选区　对侧感觉区及足运感区，每天1次（图28、29）。

治疗体会　对疱疹后的疼痛，有明显效果。

18　急性炎症性脱髓鞘性多发性神经病

18.1　急性炎症性脱髓鞘性多发性神经病概述

18.1.1　急性炎症性脱髓鞘性多发性神经病的概念

急性炎症性脱髓鞘性多发性神经病，又名急性多发性神经根神经炎、急性多发性感染性神经炎及急性多发性神经根炎，即吉兰-巴雷综合征。一般认为是神经系统由体液和细胞共同介导的单相性自身免疫性疾病。主要病变为神经根周围神经广泛的炎症性脱髓鞘，有时也累及脊膜、脊髓及脑部，临床特征以发展迅速的四肢对称性无力伴腱反射消失为主。病情严重者出现延髓和呼吸肌麻痹而危及生命。

18.1.2　急性炎症性脱髓鞘性多发性神经病的病因病理

本病病因尚不十分清楚，可能和病毒感染或自体免疫性反应有关。病变位于神经根、神经节和周围神经。病理变化为水肿充血、局部血管周围淋巴细胞、单核巨噬细胞浸润、神经纤维出现节段性脱髓鞘和轴突变性。

18.1.3　急性炎症性脱髓鞘性多发性神经病的临床表现

多为急性或亚急性发病。约80%患者发病前有感染症状，其中以上呼吸道感染和肠道感染最为常见。体温常在37.5~38.5℃。白细胞可达15000个/mm³。在发病后10天左右以脑脊液蛋白-细胞分离现象为其特征，即此时脑脊液的蛋白可增高，白细胞轻度增高或正常，持续4~6周后逐渐下降。临床上主要为四肢迅速出现弛缓性瘫痪，常自下肢开始，数日后即可扩展到四肢，双侧对称，多以近端为重。半数以上的病例有脑神经障碍，少数病例可出现呼吸肌麻痹或括约肌功能障碍。

18.1.4　急性炎症性脱髓鞘性多发性神经病的临床诊断

1）发病前1~3周有感染史。
2）急性或亚急性起病，4周内进展的对称性四肢弛缓性瘫痪和脑神经损伤。
3）脑脊液蛋白-细胞分离。

18.2 头针技术在急性炎症性脱髓鞘性多发性神经病中的应用

头针选区 双侧足运感区、运动区上 3/5 等，每天 1 次（图 26、27）。

治疗体会 无呼吸肌麻痹者，可早期进行治疗。病程短和无脑神经损害者疗效相对较好。以腰骶膜根神经损害为主者疗效较差。

19　坐骨神经痛

19.1　坐骨神经痛概述

19.1.1　坐骨神经痛的概念

坐骨神经由腰4~骶3神经根组成，经臀部而分布于整个下肢。坐骨神经痛是指坐骨神经通路及其分布区的疼痛，即在臀部大腿后侧、小腿后外侧和足外侧的疼痛。坐骨神经痛是一种常见病，它是坐骨神经通路及其分布区的疼痛综合征，大多数继发于局部病变。

19.1.2　坐骨神经痛的病因病理

按病因分为原发性和继发性坐骨神经痛，前者即坐骨神经炎，临床上少见，往往与体内感染源有关；继发性坐骨神经痛，最常见的病因是腰椎间盘脱出，还有椎管狭窄、肿瘤、结核、妊娠子宫压迫、蛛网膜炎等。

19.1.3　坐骨神经痛的临床表现

1）疼痛在腰部、臀部并向股后、小腿后外侧、足外侧放射。

2）疼痛呈持续性钝痛并有发作性加剧向下窜行，发作性疼痛可为烧灼和刀刺样，常在夜间加剧。

3）行走、活动及牵拉坐骨神经可使疼痛加剧，休息可减轻。

4）坐骨神经径路上有压痛。

5）有神经根牵拉痛，直腿抬高试验阳性。

6）可有坐骨神经的部分神经根或神经干受损的体征，如感觉及肌力减退、踝反射减低或消失。

19.1.4　坐骨神经痛的临床诊断

1）根据上述疼痛的部位、性质和加重因素。

2）坐骨神经径路上有压痛、神经根牵拉征及神经受损体征。

3）引起坐骨神经痛的疾病之相应症状、体征及辅助检查所见。

19.2　头针技术在坐骨神经痛中的应用

头针选区　对侧感觉区上 2/5 及双侧足运感区，每天 1 次。

治疗体会　头针对部分病例可以治愈，少数病例还有见效快之特点。

20　皮层性尿频、排尿困难、尿失禁

20.1　皮层性尿频、排尿困难、尿失禁概述

脑动脉硬化并大脑前动脉供血不足、血栓形成或其他原因，使中央旁小叶功能障碍时，有时可引起排尿障碍，常表现为尿频、排尿困难、尿失禁。为了和泌尿系病变引起的排尿障碍相区别，特将此现象命名为"皮层性尿频"、"皮层性排尿困难"、"皮层性尿失禁"。

20.2　头针技术在皮层性尿频、排尿困难、尿失禁中的应用

头针选区　双侧足运感区，每天 1 次。

治疗体会　头针对皮层性排尿障碍有较好的治疗效果，特别是对皮层性尿频还有见效快之特点。部分病例，经首次治疗后即可明显好转或恢复正常。

21 过敏性呼吸困难

21.1 过敏性呼吸困难概述

少数患者在吸入过敏性抗原微粒后，不引起哮喘的急性发作，仅能引起呼吸困难，可持续数月不能恢复。

21.2 头针技术在过敏性呼吸困难中的应用

头针选区 双侧胸腔区，每天1次（图45）。

治疗体会 部分病例能使症状缓解。

22　非器质性男性性功能障碍

22.1　非器质性男性性功能障碍概述

男性性功能障碍分器质性和非器质性两种，后者在临床上较多见，且一般又可分为作用在大脑皮质和作用在性反射本身的两种原因。作用在大脑皮质的因素，通常并不是特别严重的精神创伤，而是由于过去一些不正常的性生活，导致顾虑重重，反复思虑或经常回忆。但所欲不遂而长期忧郁，抑制大脑中枢，性反射本身受到影响也可引起此病。

临床上基本可分两大类：即性反射兴奋所造成的遗精和早泄，以及性反射抑制所造成的阳痿。

遗精是指成年人不经过性交，而遗精次数频繁者。早泄是指不能完成性交过程，而在阴道外射精后立即萎软的现象。阳痿是指准备性交时阴茎不能勃起或勃起不坚，以致不能进行正常性交者。

22.2　头针技术在非器质性男性性功能障碍中的应用

头针选区　双侧足运感区及生殖区，每天1次（图46、47）。
治疗体会　多数病例经治疗均可有显著效果。

23 颈椎病

23.1 颈椎病概述

颈椎骨关节肥大性脊髓病变又名颈椎肥大综合征,简称颈椎病,是一种临床常见疾病。病变主要累及颈椎骨、椎间盘和周围纤维结构,伴有明显的脊神经根和脊髓变性,引起的主要临床表现有头、颈、臂、手及前胸等部位的疼痛,并可有进行性肢体的感觉及运动功能障碍,严重者可导致四肢瘫痪。此病多见于成人,多发于40~60岁。颈椎X线的侧位片可见生理前凸消失、椎间隙变窄、椎体前后缘有唇样骨赘等改变。

23.2 头针技术在颈椎病中的应用

头针选区 足运感区及感觉区上2/5,一侧症状选对侧,两侧症状选双侧,每天1次。

治疗体会 部分病例可明显改善临床症状。

24 腰椎骨关节肥大性马尾病变

24.1 腰椎骨关节肥大性马尾病变概述

腰椎骨关节肥大性马尾病变又称腰椎管狭窄综合征或马尾性间歇性跛行。本病是由于腰骶段椎管的先天性狭小，再加上腰、骶椎骨关节的肥大性改变，使马尾神经根受压及血供障碍所致。

病程多较隐袭，发展缓慢。多数患者有长期的下背、腰、臀及大腿后部的疼痛史。疼痛可扩散到两小腿的前外侧，有时伴有麻木及感觉异常。

腰椎部 X 线片检查腰椎前后径明显狭窄，椎体前后缘有骨赘。

24.2 头针技术在腰椎骨关节肥大性马尾病变中的应用

头针选区 选足运感区及感觉区上 2/5，一侧症状选对侧，两侧症状选双侧。每天 1 次。

治疗体会 部分病例可使症状缓解。

25 隐性脊柱裂

25.1 隐性脊柱裂概述

隐性脊柱裂约占脊柱裂患者的 30% 以上，多数无临床症状，仅为一般放射检查时的偶然发现。少数患者有局部酸痛、不适感。个别患者的马尾神经黏着于骶骨或有异常纤维脂肪组织伸入椎管内。随着年龄的增长，脊髓上移，这部分神经受到牵拉或压迫而出现功能障碍，青春期发育最显著，多数在这时逐渐出现轻度的马尾神经受损症状，如括约肌功能障碍、下肢远端的肌力减退和营养障碍。

25.2 头针技术在隐性脊柱裂中的应用

头针选区 双侧足运感区，双侧感觉区上 2/5。每天 1 次。
治疗体会 部分病例可使症状缓解。

26　皮肤瘙痒症

26.1　皮肤瘙痒症概述

瘙痒系一症状，而非一种特异性疾病，通常分局限型和全身型。本病主要的症状是瘙痒，一般为阵发性，每次能延长数小时。过劳、饮酒或吃辛辣的菜食，可诱发或加重瘙痒。

瘙痒的程度轻重不同。多数患者在晚间或入睡时瘙抓明显。有时痒感甚剧，不堪忍受，以致患者无论在任何环境下都要连续地和强烈地瘙抓，甚至将患处抓破出血，直到疼痛把痒感抑制住为止。患处常出现抓痕、血痂、色素沉着等。

26.2　头针技术在皮肤瘙痒症中的应用

头针选区　双侧感觉区上 2/5，双侧足运感区，每天 1 次。
治疗体会　部分患者可使症状消失。

27 接触性皮炎

27.1 接触性皮炎概述

接触性皮炎系由接触某种外在刺激（动物性、植物性或化学性）而发生的皮肤急性发炎，表现为红、肿、水疱或大疱，伴有各种程度的痒或烧灼感。

27.2 头针技术在接触性皮炎中的应用

头针选区 一侧病变，选对侧感觉区上 3/5 及足运感区。双侧病变，选两侧感觉区上 3/5 及足运感区，每天 1 次。

治疗体会 部分患者可使症状消失。

28　神经性皮炎

28.1　神经性皮炎概述

神经性皮炎是一种慢性皮炎，以局部瘙痒、皮肤增厚、皮沟加深和多角形丘疹为特征。常见者有两型，即局限型和播散型。

28.2　头针技术在神经性皮炎中的应用

头针选区　一侧病变选对侧感觉区上 3/5、足运感区。两侧病变选双侧感觉区上 3/5、足运感区。每天 1 次。

治疗体会　部分病例可使症状消失。

29 斑秃

29.1 斑秃概述

斑秃为一种头部局限性斑状脱发，骤然发生，经过徐缓，严重者可呈全秃。

多数于遭受神经精神性创伤之后发生，或因神经精神性创伤而迅速使之恶化。

初为孤立局限性圆形或椭圆形斑状脱发，直径 1～2cm 或更大，境界明显。渐渐进展，数目随之增多，毗邻者趋向融合。严重者头部毛发脱落净尽，不留一茎。表面皮肤保持正常，平滑光泽，概无炎症现象。

29.2 头针技术在斑秃中的应用

头针选区 双侧足运感区，感觉区上 3/5，每天 1 次。

治疗体会 部分患者可完全恢复正常。

30 功能性子宫出血

30.1 功能性子宫出血概述

由于丘脑下部-垂体-卵巢轴的内分泌功能失调引起的子宫异常出血，称功能失调性子宫异常出血，简称功能性子宫出血。中医对该病早已认识，称崩漏，即是经血非时暴下不止或淋漓不尽，是妇科常见疾病。本病多发生于青春期及围绝经期，少数发生于生育期。

30.2 头针技术在功能性子宫出血中的应用

头针选区 双侧足运感区及生殖区，每天1次。
治疗体会 部分病例能基本治愈，且有见效快之特点。